# 保守你心

## 祖傳養心之道

# 保守你心

## 祖傳養心之道

陳振威醫生著

# 保守你心：祖傳養心之道

著　　者　陳振威醫生
出版發行　創篇出版社
美術設計　林潔嫻
（書中所有圖片說明由本書作者陳振威醫生繪製）

**版權所有**

鄭重聲明：本書內容純粹是作者個人行醫經驗、意見和想法，只提供作為參考，絕不能用來取代醫生或其他專業醫護人員的診斷和治療。因每人健康狀況不同，在閣下決定開始任何運動計劃、或服用新的營養品和保健品之前，務必先諮詢閣下的醫生或其他專業醫護人士。如無醫生同意，切勿隨意更改醫生的診療計劃，包括服用藥物及其份量。如閣下因擅自更改醫生的診療計劃而造成損傷，本書作者和出版社不承擔任何責任。

Guard Your Heart: Ancient Wisdom for Heart Health
(Traditional Chinese Edition)
Copyright © 2016 by Chun-Wai Chan, MD
Published by CreateSpace, an Amazon Company
*www.amazon.com*
Author: Chun-Wai Chan, MD
Designer: Sharon Lam
Printed in the United States of America
Library of Congress Cataloging-in-Publication data
**Chan, Chun-Wai**
**Guard Your Heart: Ancient Wisdom for Heart Health**
**(Traditional Chinese Edition)**
ISBN: 1535587377
ISBN-13: 978-1535587372
1. Religion / Religion & Science 2. Health & Fitness / Diseases / Heart
3. Health & Fitness / Holism
Distribution of printed and electronic books is primarily through
www.amazon.com.

# 鳴謝

首先，我要感謝我行醫三十載曾經照顧過的所有患者，是他們的信任讓我有機會在專業上繼續成長。

非常感謝梁勵志、林耀中和郭家强學長們閱讀初稿，並提供寶貴意見。還有，感謝林潔嫻在美術設計上的帮忙。

最後，我要衷心感謝我的妻子玉群。四十一年的婚姻她一直陪伴着我，支持我，鼓勵我，為我禱告。如果沒有她這本書不可能實現。

# 備註

本書全部收入捐贈兒童新村基金會。兒童新村基金會是美國聯邦政府認可的非牟利機構，其使命是幫助中國及其他地區的貧困和殘疾兒童。詳情請參閱網站 cgf.bensmark.org.

# 林序

陳振威醫生於二零一二年提早退休後搬到加州聖地牙哥，四年來經常在教會和社區平台帶領健康講座。他累積心臟科先進的知識和研究報告、三十載豐富的行醫經驗，最難得的是他經常用深入淺出的方法來解釋近代醫學理念，使他的分享有別於一般的講座。此外，他傳講的是心臟、心思、心靈的健康，一個全面養心之道，讓聽眾聽得津津有味，獲益良多。

我打開「保守你心」的初稿後，沒想到自己一口氣就把它唸完。除了題材正中下懷、內容精彩豐富，文筆流暢易讀以外，字裡行間讓我看到陳醫生對讀者的真誠關心、對他所事奉的上帝謙卑崇敬。下面是我的體會：

1. 醫者父母心：作者用簡單扼要的手法、易讀易懂的言詞來解釋循環系統、心臟功能、心臟病的成因、治療和預防，把又複雜又專門的醫學知識平民化，充份表現他希望讀者能理解並掌握照顧心臟要訣的意願。父母心腸是無微不至的，作者在書中提供很多重要的忠告和實際的提醒，無論是心臟病患、患者家屬、有志於全面養心者皆可得到寶貴的建議。

2. 醫者敬拜心：作者對心臟的了解真是如數家珍，當提到心臟可以八十年如一日不間斷的工作，和它在形成過程中要經過無數次細胞分裂、遺傳因子不斷被復製，出差錯的機會應該很大，但絕大多數嬰兒出生時有正常的心臟時，卻忍不住讚嘆上帝創造的奇妙。他還告訴我們，雖然現今醫學昌明，很多關乎心臟的事情對科學家仍是未解之謎，我特別喜歡其中一句話：「醫生所能給患者的是治療，唯有上帝是全人醫治者」。

3. 醫者牧人心：作者對讀者的關懷不限於心臟健康，他強調心思和心靈健康對人的重要，極力鼓勵讀者追求全人健康，他更指示人如何得到最完全的醫治--全人類都需要的盼望。過去幾年，我與作者在教會有一起同工的機會，很多次弟兄姐妹患了重病，他與妻子玉群姐妹很樂意陪伴患者見醫生、為患者和家屬解釋病情與治療方案、到醫院探訪代禱、聆聽病患的心聲。除了專業知識，服事人的時候總是帶著恩慈和同理心，叫受助者不單單得到適切的幫助，更經歷到有知心人同行的祝福。

為陳醫生帶著父母心、敬拜心、牧人心完成這書而感恩！祈求天父大大使用裡面的信息讓多人蒙福！

林李絢華師母
寫於美國加州聖地牙哥

# 羅序

人類有史以來就有疾病。可幸古今中外均出名醫治病救命。中國三國時代的神醫華陀，西方公元前四百多年前的希臘醫學之父希波克拉底(Hippocrates)皆為名醫之表表者。而人類歷史中最偉大的醫生卻是二千多年前在猶太地伯利桓出生的耶穌基督。他不但醫治了患者違和的身體，同時也醫治了不少患者邪歪的心思與創傷的心靈。

陳振威醫生出生寒微，在孤兒院長大。神卻賦予他有特別的恩典及恩賜，能在世界頂尖的哈佛大學醫學院畢業，畢業後從事心臟專科，行醫三十多年。診斷與治療上千過萬的心臟病人。可說經驗豐富，然而當他自已心臟病發作時，竟因忙於搶救病人而不自察覺。

陳醫生是一位虔誠的基督徒，熟讀聖經。聖經是上帝的話語，是真理；字字當真，句句作實。其中也有不少論及如何保持個人身體健康，特別寫在上帝對以色列人頒發的律例與典章上。作者用現代醫學上最新的科學觀點，辨証數千年前神藉摩西手筆所寫健康建議的正確性。

本書作者用流暢的文筆叙述不少近代醫學理念。寫作深入淺出，行文如流水行雲，閱讀之時不但感到舒暢，並且容易明白了解。對醫藥有興趣的讀者而言是一本俾益良多，不可不讀的好書。

除了醫療和養生外，本書並有涉及上帝奇妙的創造及大自然的規律，人違背大自然規律的後果和全人的醫治，包括靈、魂、體、生命、死亡、人生目標和意義等等重要議題，關係到每一個人都要面對的，使讀者閱讀時手不釋卷。

願上帝大大使用本書成為多人祝福，是所至禱。

羅裕康醫生
寫於美國加州三藩市灣區

# 黎序

陳振威醫生是一位出色的心臟科醫生。一九七九年在美國哈佛醫學院畢業後，一直本着“以基督耶穌的心為心”的心態，服事教會和醫治病人。為了報答上帝在他身上無比的恩典，他決定提早退休，放下醫院副院長和心臟科主任的高薪和崇高地位，專心從事孤兒院、夫妻溝通關懷、健康講座等事工。足跡遍及美、中、港、台各地。作為陳醫生的初中老師和牧師，我非常樂意為他的三本著作：《從孤兒到醫生》、《多一雙筷子》、《保守你心》寫序。目的不是誇耀他，乃是求上帝使用他的見證和恩賜，激勵讀者得到啓發性的亮光。

本書對我而言有如下的貢獻：

1. 雖然人的生命脆弱和短暫，但卻是非常寶貴。我要好好的保守護理和使用它，為自己、家人、眾人、社會、國家和天國，發揮最美最大和最有價值的力量。

2. 作者用他行醫三十多年，診斷了過萬病人的豐富經驗，用易懂易明的文字，把難讀難明的醫學常識寫下來。讀後，我對心臟的結構、心臟病的形成、和如何去保養心臟等都有了很大的瞭解。此外，作者更把“心”的意義提升到人的心思和心靈的領域。原來人真正的健康是身、心、靈的全人健康。
3. 書中講到人在母腹中生命和心臟循環系統的逐步形成，令我不期而然的驚訝創造者的奇妙和大能，進而生出敬拜和感恩的心說：“我的心哪！你要稱頌耶和華，不可忘記他一切的恩惠！”

願上帝使用這書，使讀者身體健康，心平氣和，靈命活潑。

黎彼得牧師
寫於美國加州洛杉磯

# 目錄

# 第一章

# 行醫卅載經驗之談

# 醫生能避免心臟病發作嗎？

從一九七九年在哈佛醫學院畢業到現在三十餘年的行醫生涯中，我診斷過數萬名心臟病患者，進行過多不勝數的心臟測試和數千次心導管、支架、起搏器等心臟手術，搶救患者脫離生命危險，照顧他們的術後療理，教導患者如何調整他們的起居飲食，幫助他們避免心臟病發作。然而，很多初步診斷心臟有問題的患者，無論怎樣治療他們，總是於事無補，數年後他們的心臟病终於發作。即使那些已有心臟支架或搭橋手術的患者，其中有些三至五年之後會舊病復發。檢查中發現多半不是支架或搭橋手術不成功，而是心臟血管另一處塞住了。這究竟是怎麼一回事呢？

心臟病發作和復發有種種不同原因，其中最常見的是患者沒有刻意地，持久地改變日常生活習慣。以為吃了藥，心血管裝上了支架或作了搭橋手術，只要每天繼續吃醫生開的藥方，血液循環便暢通無阻，一切回復正常，從此可以過着幸福快樂的日子！豈知過去引起心臟血管栓塞的因素如吸煙、酗酒、糖尿病、高血壓、膽固醇、心理壓力等，完全沒有好好控制。久而久之，同樣的心血管栓塞過程又捲土重來，最後做成心臟病發作或復發。

其實要避免心臟病發作或復發，醫生所能作的很有限。醫生可以給患者作最正確的診斷，給他們最有效和最少副作用的藥品，在患者的心血管裝上支架，救他們脫離生命危險等等。但接下來血管內皮重建，心臟肌肉修復，結構重塑和功能恢復等康復過程，還有手術傷口的癒合或感染的防避，完全依賴患者本人的自癒和免疫能力。

再者，支架或搭橋只是治標而不治本的方法。它最大的作用是把心血管栓塞的地方疏通，讓患者有時間改變日常生活習慣，使心臟能慢慢長出新的側支血管（collateral vessels），將來就不用完全依賴支架或搭橋來供應心臟肌肉所需的養份（請參考本書第二章）。直至目前，沒有藥物或手術可以有效地促進心臟側支血管的生長，完全是靠患者每天多做運動才形成的。

**心臟病發作和復發有種種不同原因，其中最常見的是患者沒有刻意地，持久地改變日常生活習慣。**

美國心臟協會每年選出一名模範心臟病患者。這些模範患者有一共同點，就是他們的決心和毅力。他們把診斷結果視為一個警告，喚醒他們過去對健康的忽略，然後他們會下定決心，從此戒煙戒酒、注意起居飲食、早睡早起、每天運動和疏導負面情緒。他們都承認，要改變一些習以為常的生活方式真是難比登天，但他們破釜沉舟的堅毅精神，實在令人敬佩。醫生最大的期望就是所有心臟病患者都有這股堅毅的意志去改正不良的生活習慣，因為只有這樣，患者才能與醫生互相配合，共同努力去改變他們的健康命運。

## 患者的難言之隱

但患者可能也有他們的難言之隱。一些患者有始無終，踏出醫院第一步便開始戒煙戒酒、注意飲食、天天運動、健康生活進行得如火如荼。可惜「江山易改，本性難移」，好好的康復計劃，卻經不起時間考驗，幾個月後便泡湯了。另一些患者有心無力，因為工作關係，生活壓力或其他內外因素，康復計劃也不能持久。

還有一些患者是資料採集者，他們很希望能進一步了解養生之道，俾能知道如何跟醫生配合，照顧自己的身體。可是很遺憾，目下的醫生實在太忙，沒有時間詳細解釋患者提出的問題，造成患者對醫生的診療計劃有某程度上的保留。在這無可奈何的情況下，患者唯有在互聯網上搜尋資料，請教其他患者，或諮詢一些醫療界的朋友。其實這都不是上策。為甚麼這樣說呢？

### 上互聯網

在今天這個資訊氾濫的時代，訊息隨時有，真假分不清。任何人都可以在互聯網上開設網站，刊登一些與健康有關的訊息，但其真實性難以識別。互聯網上有些健康訊息相當正確，有些卻錯得不可思議，在這兩個極端之間有很多困惑、矛盾、不可靠和誤導性的訊息。甚至有些網站虛報發言人的學術權威，或偽造不存在的研究結果等，沒有專業知識的網友便很難分辨真偽。還有些網站，為了推銷他們的健康產品，不惜誇大產品的功效，淡化它的副作用，以期增加大眾對產品的信任，普通市民很容易被騙。健康產品毫無功效還好，萬一產品引起不良反應或後遺症，造成人體損傷，則弄巧反拙，得不償失了！

## 請教其他患者

因為每個人的體質和健康情況不同，每項檢查，每種藥物和每類手術都有不同風險，一位患者的診療計劃用於另一患者並不一定合適。有時患者堅持要進行某些測試或服用某些藥物，可能招來不必要的併發症和藥物副作用。特別是一些有輻射的檢驗和手術如核子掃描（nuclear scan）、心導管檢查（cardiac catheterization）或冠狀動脈支架手術（coronary stent procedure），大量對身體有害的輻射照在患者身上，其實對患者有害無益。此外，一些患者的醫學常識有限，把所有的心臟毛病都當作心臟病。[1] 有時他們提出來的建議對診療心臟病完全沒有幫助。

## 諮詢醫療界的朋友

醫療界的朋友可能對患者的詳細情況不熟，同時由患者或家屬提出的醫療信息往往不完整。一些非常有用的訊息，例如醫生在體檢時的發現，診斷過程的邏輯和診療計劃背後的原因等，患者或家屬都不能提供，有時又沒有所需的檢查報告。因此醫療界的朋友只能根據毫不完整的資料來提出建議。再者，即使朋友是心臟科醫生，他所受的臨牀訓練和患者的主治醫生所受的不會完全相同。而且醫生們對營養、運動等養生之法的重視，和對非正統醫療方法的接受程度並不一致。使醫生們在慣用的診療策略上可能有差異，一旦醫療界的朋友和主治醫生意見分歧時，患者便無所適從。

既然患者不能靠醫療界的朋友，其他患者或互聯網去學習如何照顧自己的身體，他們還能依靠誰呢？

## 我生命中唯一的倚靠

我是心臟科醫生，又是醫院的副院長兼心臟科主任，卻意想不到心臟病竟然會發生在我身上。但我很感恩，因為這次經驗讓我深深體會到上帝是我唯一的倚靠。那是二零零五年十二月早上，我在門診部值班時，重症監護室傳來電話，說有一患者心跳過速，可能會有生命危險，他們正在搶救。我立時飛跑過去，衝上樓梯之時，突然覺得胸部有一陣陣的壓力，喉嚨也哽住了，我還以為只因自己跑得太快而已。到了重症監護室，我專注搶救患者，完全忘了自己的問題。等到把患者搶救過來，坐下寫報告時，才發覺胸口的壓力一直沒有好轉。

我還自我安慰：自己身體向來健康，也沒有任何潛在因素使我有心臟病的風險，那有可能是心臟病發作？可是過了很久，胸口還是很不舒服，於是我把病情告訴了當時坐在我旁邊另一位醫生。他嚇了一跳，馬上用輪椅把我送到急診室。接上了心電圖後，才知道嚴重的心臟病正在發作，而且情況危急。他們立時給我氧氣、輸液、打針吃藥後，胸口的壓力很快便消失了，但是心電圖還是很不正常。我躺在病床上默默禱告，懇求上帝停止心臟病繼續蔓延。禱告後我特覺舒暢，心裏有出人意料之外的平安，因為知道主凡事引導，無論發生甚麼事，甚至經過「死蔭的幽谷」，祂必與我同在。[2]

過了不久，急診室主任來到我的病床前，說我的心電圖很不正常，需要住院觀察，再做心導管檢查。但因當天晚上家中有聚會，我還要帶領查經，所以要求醫生讓我回家，並答應如症狀復發，會立刻回院。她很不願意這樣做，不過她還是讓我回家。

感謝主，整週末我都很舒適，症狀沒有再復發。星期一早上我回到醫院接受心臟導管檢查。儀器顯示其中一條心臟血管有兩處栓塞，一處是百分之九十；另一處，百分之七十五。下一步是支架手術，但因為檢查導管從手部拿出來，要等止血後才能從腿部插入另一種支架手術導管。前後四十分鐘，我一直禱告，求上帝讓手術能够順利完成，心中有無比的平安，因為我知道祂必保守。

一切準備就緒，醫生正要開始支架手術時，竟然發現先前心臟血管栓塞的地方已經完全疏通了！醫生再重複一次心導管檢查，證實沒有弄錯。非但如此，所有心血管都十分平滑，好像年輕人的心血管一樣！感謝主，祂不但聽了我的禱告，而且給我的醫治是超過我所求所想的。當時我求上帝讓手術順利完成，祂竟然不僅替我把心血管的栓塞挪去，而且換上了全新的心血管！

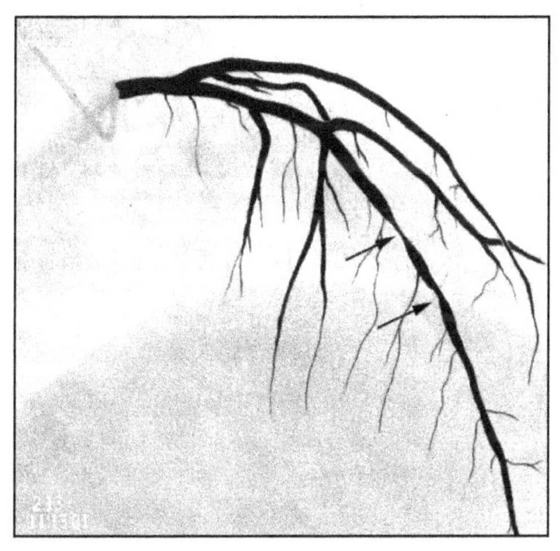

*左冠狀動脈照影顯示兩處堵塞的地方（箭頭）*

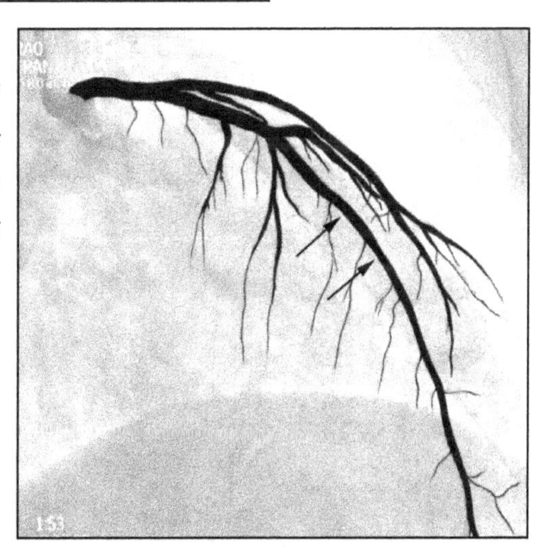

*四十五分鐘後左冠狀動脈照影顯示堵塞完全消失（箭頭）*

此事以後，我有一個很強烈的醒覺，就是人生的短暫。如此嚴重的心臟病，我可以一瞬間便喪失了生命。然而上帝却保存了我的性命，一定有祂的美意。我的人生觀和價值觀完全改變了，我覺得應該趁着自己還有能力之時，作一些更有永恆價值的事。我決定提早退休，搬離中加州斐市我熟悉的環境，南下到聖地亞哥，全時間在孤兒事工和婚姻關懷事工上服事。

當時很多人都說我瘋了，那麼高待遇的工作和多受人尊敬的職位不幹，偏偏要作一些吃力不討好的義務社工，簡直是浪費我的才幹和寶貴的專業經驗。但我深深知道，為了好好的事奉主，我必須放下一切，不再依靠自己，單單依靠主的帶領。我從來沒有後悔這個提早退休，全時間事奉的決定。每次看到一些貧困兒童能夠把握機會，勤奮向學，和一些夫婦能夠放下自我，彼此諒解，重新實踐愛與尊重時，心中是多麼喜樂，這可不是金錢所能買得到的。

除了孤兒事工和婚姻關懷事工外，我也有機會在社區主持一些健康講座，用我的專業經驗來幫助他人保養身體、面對疾病。在預備健康講座的講章時，我開始發現聖經有不少關於疾病、醫治和保健的教導，更奇妙的是，近代科學研究發現與聖經所說竟是不謀而合！

## 聖經的科學根據

聖經是幾千年前上帝在不同時代默示不同的人寫成的。這本宗教典籍世代相傳，並翻譯成數千種不同的文字和語言。聖經的銷售估計每年一億本，是全世界歷史最悠久、最暢銷的一本書。[3] 信上帝的人以敬畏祂的心去遵守聖經的教導，意想不到現代科學研究發現聖經對疾病、醫治和保健的教導竟然完全符合科學根據。舉例來説：

1. 摩西約在公元前一千五百年寫下了摩西五經（創世記、出埃及記、利未記、民數記、申命記）。在創世記第六章第三節如此記載：「人既屬乎血氣，我的靈就不永遠住在他裡面；然而他的日子還可到一百二十年」。三千多年後，加州大學三藩市醫學院的科學家 Leonard Hayflick 發現動物細胞分裂的次數是有限的。基於這一發現，他推測人類壽命必有一定極限。

   在人體新陳代謝的過程中，每次細胞自我繁殖，細胞內的染色體（chromosome，內有 DNA）會有變一為二的有絲分裂（mitosis），成為兩個細胞，分裂後新細胞的染色體會稍微縮短。經過大約五十次細胞分裂後，細胞便因染色體太短而再也不能自我繁殖。當每個器官一部份細胞不能再繁殖時，此器官會萎缩，甚至失去功能。如此類推，人類壽命有一定的極限。Leonard Hayflick 在一九九四年發表他的推算，人類壽命最多約有一百二十年，這豈不是與聖經所説的不謀而合嗎？[4]

2. 創世記第十七章第十二節如此記載：「你們世世代代的男子，無論是家裡生的，是在你後裔之外用銀子從外人買的，生下來第八日，都要受割禮。」 三千多年後丹麥科學家 Henrik Dam 在一九二九年發現維生素 K，它是促進血液凝固，防止血流不止的必要成份。一九四七年美國醫學協會公佈科學家的研究结果：發現嬰兒出生後維生素 K 的水平每天下降，到第四天嬰兒的維生素

K 水平最低。等到出生後第八天，嬰兒的維生素 K 才達到正常水平。

原因是嬰兒出生前所有的維生素 K 都由母親經臍帶供應，但嬰兒出生後母親的維生素 K 再也不能傳送到嬰兒身上，要靠嬰兒自行生產維生素 K。如果給新生男嬰太早進行割禮（包皮環切手術），可能會引起大量出血。[5] 這不就是為何上帝吩咐亞伯拉罕一定要等到第八天才行割禮的原因嗎？

3. 利未記第十一章列出潔淨與不潔淨的食物，表面看來很難理解為何豬（“沒有分蹄和倒嚼”），以及貝殼類（ “沒有翅和鱗”）是不潔淨的。[6] 現代科學家陸續發現，很多動物體內都藏有寄生蟲、細菌或病毒，雖然它們對該動物無害，但人染上了可能會得病。基本上，家禽走獸、爬行動物、飛鳥、昆蟲都一樣：凡吃肉的動物，其體內藏有寄生蟲或病菌的可能性，比吃草和穀的動物更大。水產也是如此：在水底生活的貝殼類，污染可能性比水中游的魚更高。

   當時猶太人沒有殺滅寄生蟲和病菌，更沒有除掉污染質的方法，上帝給他們一些很容易識別的特徵，把吃肉的動物與吃草和穀的動物，水中游的魚與在水底生活的水產分辨出來，盡量減少因吃不潔淨食物而患病的機會。

4. 利未記第十三章第四十六節提到「痲瘋病患者要獨居營外」。一三四三年一場瘟疫消滅了歐洲百份之三十人口，才知道隔離傳染病患者是何等重要。[7] 利未記第十七章第十一節提到「生命是在血中」。一六二八年英國醫生 William Harvey 發表了他的論文："血液循環。"醫學界才知道心臟和循環系统是身體各個部位的生命之源。[8]

像這樣的例子，在聖經中比比皆是。聖經中關於疾病、醫治和保健的教導，就好像珍貴的寶藏，幾千年前上帝默示猶太人的祖先寫下來，然後世代傳承，今日等待着我們去發掘、闡釋、並應用在我們的日常生活中。

## 祖傳養心之道

聖經分為兩大部分：舊約和新約。舊約聖經是用希伯來文，新約是用希臘文寫成的。原文聖經先翻譯成拉丁文，然後從拉丁文翻譯成英文及其他文字。而中文聖經和合本，基本上是從英文聖經翻譯出來。隨著時代的過去，文字表達和含意也逐漸改變。所以要發掘聖經的真理寶藏，必須參考原文經文的含義。

智慧之王所羅門有一句名言：「你要保守你心，勝過保守一切，因為一生的果效，是由心發出」（箴言 4 章 23 節和合本）。這節經文通常的解釋是要注意自己的心思意念，因為它決定我們的言語行為，影響我們一生。有一天，當我誦讀這節經文時，突然心血來潮，要參考原文，發覺希伯來文的"心"字有心臟、心思和心靈三個不同的含義。當我再三默想這節經文時，聖靈給我一個啓示：這節經文是一個保養心臟的秘訣！

保守你心

「保守你心」，不僅只是注意自己的心臟，而且也要注意自己的心思和心靈。「勝過保守一切」，表明沒有任何事情比這個更重要。「一生的果效」，原文有生命泉源的含義。三句話加起來，應用在日常生活上，是告訴我們：**心臟是生命的泉源，若要強身健體、延年益壽，最重要的是注意我們的心臟、心思和心靈，三方面都不可忽略。**這聖經真理不就是上帝默示猶太人祖先寫下來的一個祖傳養心之道嗎？

**聖經就好像珍貴的寶藏，幾千年前上帝默示猶太人的祖先寫下來，今日等待着我們去發掘、闡釋、並應用在我們日常生活中。**

想到這裡，我恍然大悟！心臟、心思與心靈是息息相關的。心臟病患者若要避免心臟病發作，不但要好好保養身體（健康的飲食，經常地運動，充足的睡眠，良好的生活習慣），還要保養心思（學習如何疏導情緒、減少壓力、保持樂觀的心態、建立良好的人際關係）和心靈（追求靈命長進、清楚人生目的）。 這全人醫治的原則，聖經上已清楚說明，卻一直沒有被醫療界重視。隨著科學發達，醫療變得越來越專業化，治療重點只集中在器官功能恢復，完全忽略了身、心、靈的相互作用和影響。

上帝是天地萬物的創造者，只有祂最清楚我們人體的結構、功能和需要，祂的精心設計讓人體可以在相當長的時間仍然能夠維持最佳效能。祂更是一位愛我們的上帝，所以祂留給我們一本最好的說明書--聖經，內容包括豐盛生命的藍圖、為人處事的準則、和保健養生的秘訣，正等着我們去發現、詮釋和應用。

本書不僅是為心臟病患者，更是為所有人寫的，特別是一些還沒有信主的人。我會先用深入淺出的方法去解釋為何心臟是人體最重要的器官。從它奇妙的形成過程、結構與功能，可以看出上帝創造的奇妙。接著我會從病理學的角度，用簡而易明的文字去分析心臟病的起因和風險因素，並指出心臟病發作時患者通常的錯誤，病發時該如何應對，包括如何可以停止心臟病的漫延，減少心臟病做成的損害，恢復心臟的功能。然後我會談及聖經的養心之道及其科學根據，並討論如何把這些真理應用在我們的日常生活中，好好地保養我們的身體，因為身體「就是聖靈的殿」。[9]

雖然所提到的是心臟的保養，其實也是整個身體的保養之法。最後我會闡明無病一身輕的秘訣和如何面對病痛的挑戰。希望本書不僅能幫助讀者自己，也能幫助讀者的親人和朋友，因為當他們患病之時，讀者可能要成為他們的安慰者和鼓勵者。

盼望讀者能跟我一同學習，對心臟及循環系統有更多了解，對養心之道有更清楚的認識，對聖經的教導更加明瞭，對上帝更有信心，對疾病不再懼怕，好好地保養身體，愛主愛人，為主而活！

# 小結

本章討論了以下重點：

1. 要避免患者心臟病發作或復發，醫生所能作的很有限。
2. 其實患者們都很願意與醫生配合，好好地保養身體，但目下的醫生實在太忙，沒有時間詳細解釋患者提出的問題，造成患者對醫生的診療計劃有某程度的保留。
3. 患者只好在互聯網上尋找資料，請教其他患者或醫療界朋友，但都有不足之處。
4. 上帝是我生命中唯一的倚靠。
5. 聖經對疾病、醫治和保健的教導完全符合現代科學根據。這些教導正等待着我們去發掘，闡釋，並應用在我們的日常生活中。
6. 心臟是生命的泉源，若要強身健體，延年益壽，最重要的是注意我們的心臟、心思和心靈，三方面都不可忽略。
7. 盼望本書不僅能幫助讀者自己，也能幫助讀者的家人和朋友，因為當他們患病之時，讀者可能要成為他們的安慰者和鼓勵者。

# 註釋

1. 關於心臟病的定義，請參考本書第三章
2. 詩篇 23 章 4 節和合本:“我雖然行過死蔭的幽谷, 也不怕遭害，因為你與我同在，你的杖、你的竿，都安慰我。”
3. “The battle of the books,” *The Economist*, 22 December 2007.
4. Leonard Hayflick, *How and Why We Age?* (New York: Ballantine Books, 1994), 331.
5. MJ Shearer, “Vitamin K”, *Lancet* 1995; 345 (8944): 229–34.
6. 利未記 11 章 3，7，10 節和合本:“凡蹄分兩瓣，倒嚼的走獸，你們都可以喫……豬，因為蹄分兩瓣，卻不倒嚼，就與你們不潔淨……凡在海裡、河裡、並一切水裡游動的活物，無翅無鱗的，你們都當以為可憎。”
7. Suzanne Austin Alchon, *A pest in the land: new world epidemics in a global perspective* (New Mexico: University of New Mexico Press, 2003), 21.
8. Domenico Ribatti, “William Harvey and the discovery of the circulation of the blood”, *Journal of Angiogenesis Research* 2009; 1:3.
9. 哥林多前書 6 章 19 節和合本:“豈不知你們的身子就是聖靈的殿麼。這聖靈是從　神而來, 住在你們裡頭的。並且你們不是自己的人。”

# 第二章

# 神奇的循環系統

身體每一個器官都很重要，都有它的獨特功能。循環系統也不例外，它是體內的運輸系統，其原動力是心臟。它的任務是把肺部的氧氣，小腸吸收進來的營養和內分泌腺生產的激素，運送到體內每個細胞。然後再把每一細胞新陳代謝之後的廢物，運送到肝或腎去化解或排出體外。除了運送氧氣、養份和廢物之外，血液循環不息讓身體保持適當溫度、酸鹼度和免疫系統的部署，這都是細胞存活的必要條件。

每個器官都要靠心臟輸送血液才可以生存，運送氧氣、養份和激素才能發揮它的功能，保持溫度和酸鹼度平衡才能正常運作，調動免疫細胞才能保護它們不受病菌侵襲。正如經上所說：「生命的泉源由心而出。」[1] 當心臟停止跳動，循環系統便立刻關閉，所有器官因缺氧而停止運作，然後細胞因為缺乏氧氣供應，在半小時內開始死亡。

# 循環系統的形成

## 胚胎

心臟和血管形成的過程真不可思議！新的生命由卵子與精子結合開始。當精子成功進入卵子的一刻，雙方的遺傳因子會融合起來，形成一個新的生命，叫做受精卵。受精卵立刻進行細胞分裂，一個細胞變成兩個，兩個變四個，四個變八個，形成了一個細胞群叫做原始胚胎（primitive embryo）。在三星期內原始胚胎已長出三層胚胎細胞：外胚層（ectoderm）、中胚層（mesoderm）和內胚層（endoderm）。

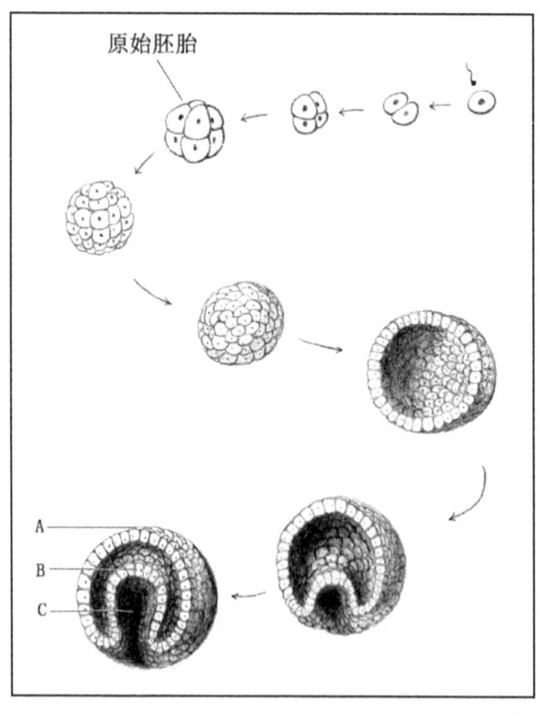


*胚胎細胞層的形成：*
*A＝外胚層*
*B＝中胚層*
*C＝內胚層*

胚胎細胞層的每個細胞雖然來自同一細胞，但是它們會按照預定的位置發展成為不同的器官和組織：外胚層發展成為神經系統、眼睛、內耳、皮膚和結締組織。中胚層發展成為循環系統、骨骼、肌肉和腎臟。內胚層發展成為呼吸系統、消化系統和膀胱等等。[2] 大家按部就班，從不混亂，彷彿都接到指令要發展成某一個器官和系統一樣。至於同一胚層的細胞如何發展成不同的器官和系統，仍是科學家一個未解之謎，正如經上說：「祂使萬事各按其時，成為美好；又把意識放在人的心裡，雖然這樣，人還是不能察覺上帝自始至終的作為。」[3]

## 心臟與血管

為了供應氧氣和養份給整個胚胎的每一部分，循環系統是胎兒第一個形成的系統，而心臟是胎兒第一個形成的器官，是從中胚層的細胞發展出來的。受孕兩週內，中胚層其中一些細胞會發展成為原始心臟細胞。經過一連串細胞分裂，兩個原始心臟管便成形。受孕一個月

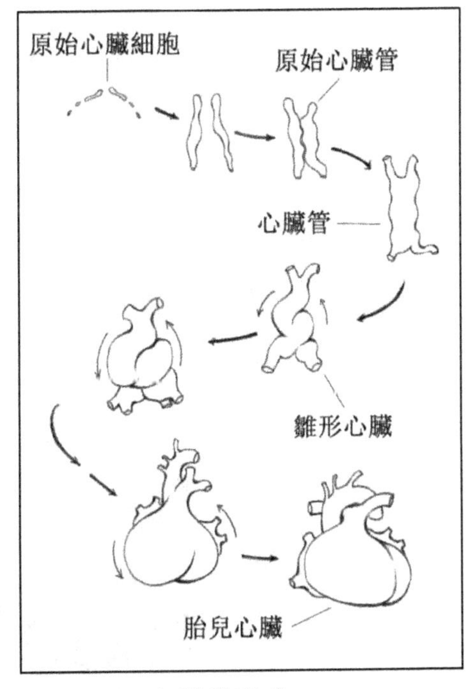


*心臟的形成*

內，兩個原始心臟管會融合成心臟管，經過摺、扭、和轉動，心臟管中段發展成雛形心臟，兩端則發展成雛形血管。受孕兩個月內，左右心房和心室及四個心瓣已成形。同時，血管也繼續生長，成為胎兒全身的動脈和靜脈，完成了循環系統的初步發展，此時胎兒心臟已完全運作自如，跟新生嬰兒的心臟一樣。[4]

胎兒心臟原在胸腔中間，其尖端指向前方。在胎兒出生前三個月，胎兒心臟會逆時針轉動，使心臟的尖端指向左側（所以心臟是在胸部左邊）。嬰兒出生時第一次呼吸或哭叫使左右心房之間的孔（卵圓孔 foramen ovale）和大動脈與肺動脈之間的血管（動脈導管 ductus arteriosus）關閉，成為左、右心房心室；動脈、靜脈完全分隔的循環系統。因此左側（左心房，左心室與動脈）的血液是從肺部來的充氧血液，而右側（右心房，右心室和靜脈）的血液是從身體其餘部分來的脫氧血液。

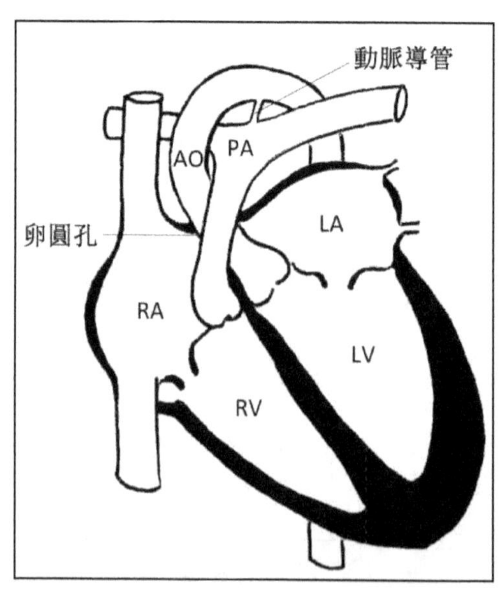


*心臟成形後的結構*

*AO = 大動脈*
*PA = 肺動脈*
*LA = 左心房*
*LV = 左心室*
*RV = 右心室*
*RA = 右心房*

整個心臟形成過程要經過無數次細胞分裂。每次細胞分裂之前，遺傳因子必須被複製，產生兩套染色體。每次遺傳因子被複製時都可能有差錯。一個正常心臟的形成必須在無數次細胞分裂中每次的 DNA 複製都沒有任何差錯。因此，從或然率的角度來推算，一個完整無缺的心臟能夠自然形成的機會實在是微乎其微。但事實告訴我們，絕大多數嬰兒出生時心臟是正常的，這不就清楚地說明了造物者創造的奇妙嗎？

## 奇妙的心臟功能

循環系統是一個驚人的運輸系統！這系統有長達六萬英里（九萬七千公里）的血管（能環繞地球兩次半的長度），和一個不停運作的心臟，每天跳動約八萬到十萬次，輸送約二千加侖（七千六百公升）血液，把肺部的氧氣和小腸吸收進來的營養通過血管運送到身體每一個細胞，然後再把每個細胞新陳代謝之後的廢物，通過血管運送到肝臟去分解，或到腎臟排出體外。如果一個人的壽命有八十歲，一生中，心臟會輸送約五百億加侖（一千九百億公升）血液！如此大的負荷，心臟却八十年如一日，從無間斷，自行運作，不用維修，任何人造機器不能相比。

**從或然率的角度來推算，一個完整無缺的心臟能夠自然形成的機會實在是微乎其微。但絕大多數嬰兒出生時心臟是正常的。**

一個小小的心臟能够有如此大的力量，完全是由於它奇妙的精心設計！

## 心臟結構

心臟收縮時有龐大的推動力，其關鍵是它特殊的結構提供了良好的機械優勢（mechanical advantage）：

1. 血液從身體各處流回心臟時先聚積在右心房。右心房收縮，血液流入右心室，然後右心室收縮，把血液送往肺部。血液充氧後返回左心房，左心房收縮，使血液流入左心室，然後左心室收縮，把血液送往大動脈，然後到全身。在實際情況下，左、右心房同時收縮，0.12 至 0.2 秒之後左、右心室跟着收縮。這樣的心房和心室輪流收縮更有效地推動血液向前，大大提高心臟的推動力，太早或太遲會大幅減少它的效力。

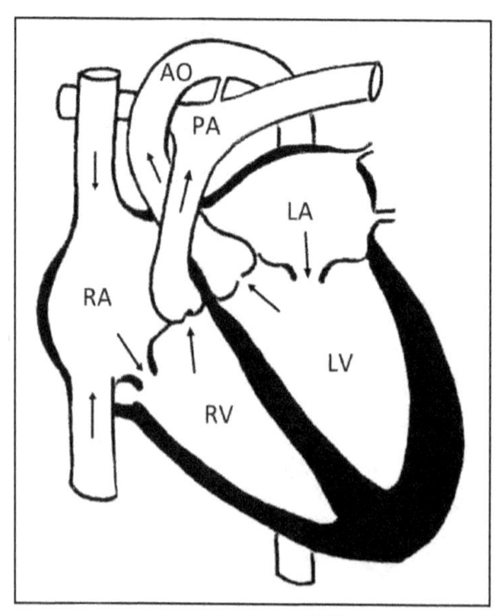


*心臟的血流方向*

*AO = 大動脈*
*PA = 肺動脈*
*LA = 左心房*
*LV = 左心室*
*RV = 右心室*
*RA = 右心房*

2. 左、右心室呈圓錐形。心臟收縮是從尖端的心臟肌肉先開始，然後其他部份的心臟肌肉緊隨，前後只相差百份之一秒。此協調的收縮加强了心臟的推動力。如左、右心室是圓筒形，或全部心臟肌肉同時收縮，心臟的推動力會大幅減少。

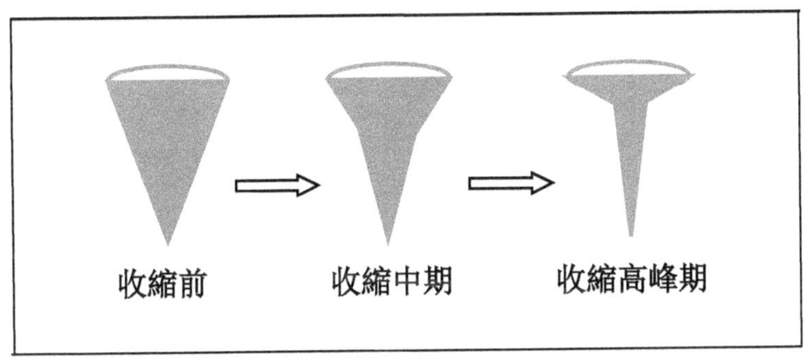


*心室收縮時內腔的形狀*

3. 心臟有四個心瓣膜，全是單方向活門。血液從左、右心房流到左、右心室，再到主動脈和肺動脈。因心瓣膜的單方向活門特色，血液在正常情況下絕對不會倒流，保持了心臟推動力的最高效率。

## 心臟肌肉

心臟推動力來自心臟肌肉，它是由無數長形又分叉的心肌細胞（myocyte）所組成。每個細胞與其他心肌細胞首尾相連，重疊交錯地織成一個非常結實和厚厚的網絡。心肌細胞內滿是肌原纖維（myofibrils），每段肌原纖維由兩種收縮蛋白（contractile protein）井井有條地排列而成，其特殊排列方式可以讓收縮蛋白收縮時，每個心肌細胞能够縮短至一半的長度。心肌細胞首尾相連，重疊交錯地排列，立體收縮度便非常大，體積的收縮可達原來的八份之一（$\frac{1}{2}$x$\frac{1}{2}$x$\frac{1}{2}$），這就是為甚麼心臟肌肉收縮時有如此大的推動力。

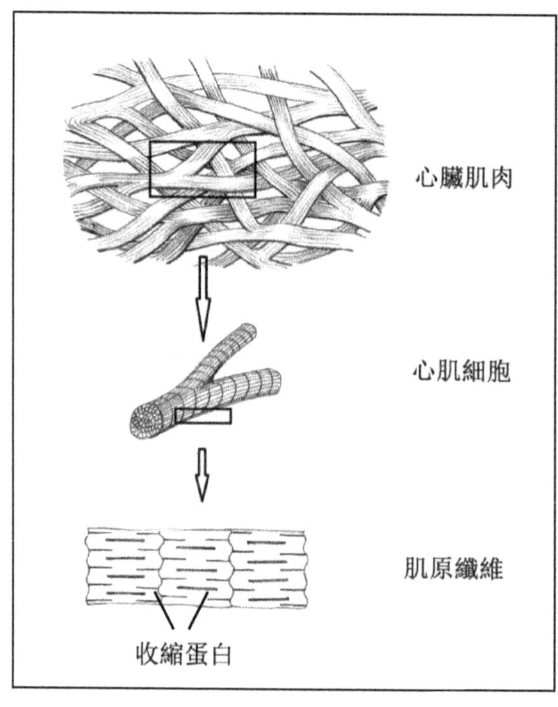


*心臟肌肉放大圖*

## 血液供應

心臟肌肉的氧份和營養由一個驚人的冠狀動脈系統（coronary system）供應。這系統有三條小動脈，其支流有無數的毛細血管（capillaries），形成一個密密麻麻的毛細血管網絡（capillary network），深深地滲透心臟肌肉每一部份，連續不斷地供應氧氣和養份給心肌細胞。因此心臟有令人難以置信的耐力，可以不停地跳動，不需任何休息。

更奇妙的是運動可以使毛細血管繼續增加。隨著毛細血管血液流量的增加，這些毛細血管更會逐漸擴寬，形成側支血管（collaterals），長期供應氧氣和養份給心肌細胞。如果血管栓塞，血液可通過這些側支血管繞過栓塞之處，維持心肌細胞養分的供應，從而避免心肌細胞壞死和保持心臟肌肉功能。

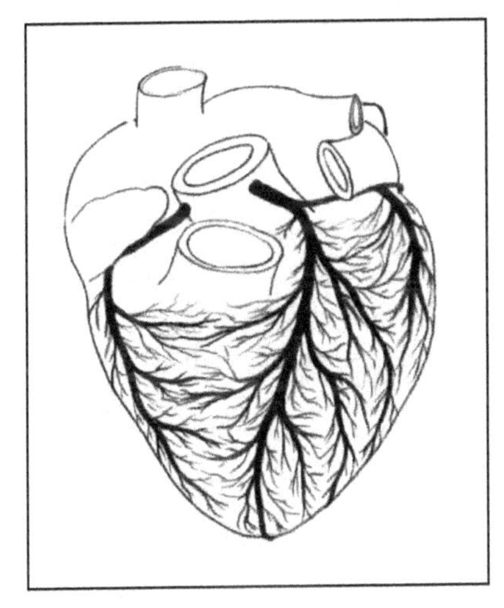

*冠狀動脈系統*

## 電力供應

心臟肌肉能夠有規律地自動收縮和鬆弛，是由於它有一個奇妙的心電系統。心肌細胞通過電解質每秒鐘進進出出細胞而產生電力。每個心肌細胞都可自行發電，但竇房結（右心房頂部一心肌細胞群）發電頻率較高，在竇房結發出的電流

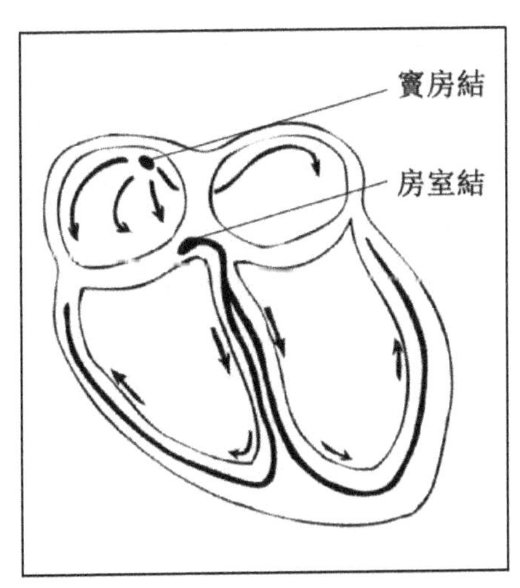


*心臟電流方向*

在 0.2 秒內傳到房室結（右心房和右心室之間的一組心肌細胞），並立時傳遍整個心臟，覆蓋了其他心肌細胞的電力，因而產生很有節奏的心臟收縮和舒張，輸送血液至全身。

當右心房頂部的心肌細胞發電有故障時，其他心肌細胞會接替右心房頂部心肌細胞的發電功能，維持心臟不停收縮和鬆弛。此外，心跳速度能隨著身體需要而自動調整。我們睡眠時心跳速度會慢慢減低，運動時心跳速度會即時增加，完全是因為這高效率的心電系統。

## 神經供應

心臟內壁散佈着很多神經纖維，讓心臟不僅是一個高效率的泵（pump），也是一個非常精確的感應器。例如右心房內壁的神經纖維有一種特殊功能，能夠測度血壓極微量的轉變。當身體水份不足，但血壓還沒有下降前，右心房心壁內的神經纖維會通過自主神經系統（autonomic nervous system）[5]，把訊息傳送至腦部，腦部立時回應，把訊息傳回心臟、血管和腎臟，讓心跳加速，血管收縮，排尿減少，保持血壓平穩。

同樣，當身體水份太多，但血壓還沒有上升前，右心房壁內的神經纖維也通過自主神經系統把訊息傳送至大腦，大腦立時回應，把訊息傳回心臟、血管和腎臟，讓心跳減緩，血管擴張，排尿增加，保持血壓平穩。

## 心臟與情緒

「心」這個字常常用來形容情緒，例如「心情」、「開心」、「傷心」、「心煩意亂」、「心安理得」、「心亂如麻」、「心花怒放」等等，可見情緒與心臟息息相關。醫學研究證實，情緒與心臟是通過腦部和自主神經系統的連接，彼此保持聯繫，兩者相輔相成。

情緒是來自思想或經驗引起的觀感。在腦部的深處有一個組織叫邊緣系統（limbic system），是大腦的情緒處理中心，其主要功能是把情緒轉成思想、反應、行為和記憶。反應包括心臟的反應，是通過自主神經系統傳遞的。例如：一個人收到通知說公司晉升他為主管。他很開心，高興之餘會回顧過去，展望將來，規劃如何擔任新的角色。其實他的心臟同時也因為他高興的情緒而跳得更快、更強，因為大腦通過自主神經系統不斷與心臟溝通，並調節心臟的功能。因此，當一個人覺得輕鬆或心平氣和時，心跳會緩慢，心臟收縮力減少，血壓降低。相反，當他覺得緊張、焦慮、或惱怒時，心跳會加速，心臟收縮力增加，血壓升高，而且這些心臟情緒反應是即時的。

既然情緒可以影響心臟，心臟也可以影響情緒。例如，心跳加快或心律不規則時，患者會焦慮不安。冠狀動脈突然堵塞，心臟病即將發作時，患者會驚惶失措。這不就證明心臟也會影響情緒嗎？

更驚奇的是一個人的情緒能够影響他人，原來也與心臟有關。科學家發現心臟跳動能產生一個強大的電磁場。這電磁場比腦部的强五千倍，在人體的三尺內可以測量出來！而這電磁場的電磁波會受情緒影響而改變：如情緒是正面（開心、舒服、平靜、温馨、被愛、被尊重），發散出來的心臟電磁波井井有條。但如情緒是負面（失望、難過、苦悶、擔憂、激動、怨恨），發散出來的心臟電磁波是雜亂無章的。

最令人驚訝的是，當兩個人在一起的時候，彼此的心臟電磁波接觸時會產生相互作用，影響彼此的情緒。情緒惡化或安定下來，完全是看心臟電磁波相互作用的結果。[6] 因此，媽媽和嬰孩，朋友跟朋友在一起時，不需任何言語或非言語的交流，也會藉着心臟發出來的訊號影響彼此的情緒！

雖然我們還有很多地方不了解，但當看到心臟驚人的結構和功能時，不得不驚嘆造物者精心設計的奇妙！正如經上說：「我要稱謝你，因我受造奇妙可畏。你的作為奇妙。」[7] 不過，儘管心臟是如此神奇的器官，它也需要適當的保養。如果不好好地保養它，遲早也會發生毛病。

## 小結

本章討論了以下重點：

1. 整個循環系統從中胚層發展出來，而中胚層是從一個細胞（受精卵）發展出來。至於同一胚層的細胞如何發展成不同器官，仍是一個未解之謎。
2. 從或然率的角度來推算，一個完整無缺的心臟能夠自然形成的機會實在微乎其微。但事實告訴我們，絕大多數的嬰兒出生時心臟是正常的。

3. 循環系統是一個驚人的運輸系統。如此重大的負荷，心臟卻從無間斷，自行運作，不用維修。
4. 無論是心臟的結構、肌肉、或血液、電力和神經的供應，都有其精心設計，使它能夠發揮令人難以置信的功能和耐力。此外，心臟還是一個能够影響情緒的器官。

# 註釋

1. 箴言 4 章 23 節新譯本："你要謹守你的心，勝過謹守一切，因為生命的泉源由此而出。"
2. Gary Schoenwolf, *Larsen's Human Embryology, 5th Edition,* (Philadelphia: Churchhill Livingstone, 2015), 14-80
3. 傳道書 3 章 11 節新譯本："他使萬事各按其時，成為美好；他又把永恆的意識放在人的心裡；雖然這樣，人還是不能察覺神自始至終的作為。"
4. Roger Markwald and Andy Wessels, Overview of Heart Development, *Formation of The Heart and its Regulation,* by Robert Tomanek and Robert Runyan, (Boston: Birkhauser, 2001), 1-22
5. 神經系統有三部份：中樞神經系統(central nervous system)，周圍神經系統(peripheral nervous system)和自主神經系統(autonomic nervous system).
6. McCraty, RM, Emotional Stress, Positive Emotions and Psychophysiological Coherence, *Stress in Health and Disease*, by Bengt B. Arnetz, Rolf Ekman, (Weinheim: Wiley VCH, 2006), 353-358
7. 詩篇 139 篇 13-14 節和合本："我的臟腑是你所造的，在我母腹中你塑造了我。我要稱謝你，因為我的受造奇妙可畏；你的作為奇妙，這是我深深知道的。"

# 第三章

# 心臟病的成因

# 第三章　　　　心臟病的成因

心臟的疾病可分為四大類：冠心病、心瓣膜病、心肌症和心律不整，其中最常見的是冠心病。在第二章提到，冠狀動脈是心臟表面上的小動脈，其功能是供應氧氣和養份給心臟肌肉。冠心病是由於冠狀動脈狹窄而影響血液流通，最終的結局是急性心肌梗塞，俗稱心臟病或心臟病發作（heart attack）。

過去二十年，血管硬化方面的研究有不少進展和突破，幫助醫學界對心臟病發作的成因有更深了解。[1]

## 血管內皮破損：最初的損傷

心臟病發作的基本問題是由於冠狀動脈（coronary artery）一處或多處堵塞，好像舊房子的水管，內有油脂與其他雜質混在一起，黏著水管內壁，經年累月聚積和鈣化做成水管越來越狹窄，最後完全堵塞。血管和水管不同之處是血管有一層光滑的血管內皮（endothelium），加上血管具彈性，隨著心臟跳動，血管會輕微收縮和擴張，血液中任何東西都不容易黏住血管內皮。但如血管內皮破損，情形便完全不同。血液中的白血球、紅血球、血小板及其他物質便會跑進裂縫內，其用意是使裂縫癒合，像傷口癒合一樣。

這過程雖把裂縫修補，但血管內皮已不再光滑，膽固醇和鈣等物質便容易黏住血管內皮，鈣化後便成為動脈粥樣硬化斑塊（atherosclerotic plague）。日子久了，這些黏住血管內皮表面的物質會愈來愈多，做成血管硬化。硬化的血管不再收縮和擴張，更多膽固醇和鈣等物質便繼續黏在硬化斑塊上面。硬化斑塊因而隨時間增大，造成血管愈來愈硬化和狹窄。

**如血管內皮破損，白血球、紅血球、血小板及其他物質便跑進裂縫內，其用意是使裂縫癒合，這過程雖然把裂縫修補了，但血管內皮已不再光滑，膽固醇和鈣等物質便很容易黏在上面。**

冠狀動脈也是一樣，因冠狀動脈是細小的動脈，最寬處的內腔寬度也不超過四毫米，輕微的狹窄便會影響血液流通。血液不流通時，紅血球便容易凝聚成血塊。血塊卡住冠狀動脈狹窄部份，導致血管栓塞。當冠狀動脈栓塞時，該血管範圍內的心肌细胞則缺乏氧份，如果半小時內不能疏通，受影響的心肌細胞便開始死亡，導致心臟肌肉梗死，整個過程叫做心臟病發作。

有時冠狀動脈還沒有十分狹窄便突然栓塞，導致心臟病突發，主要原因是冠狀動脈局部慢性發炎。

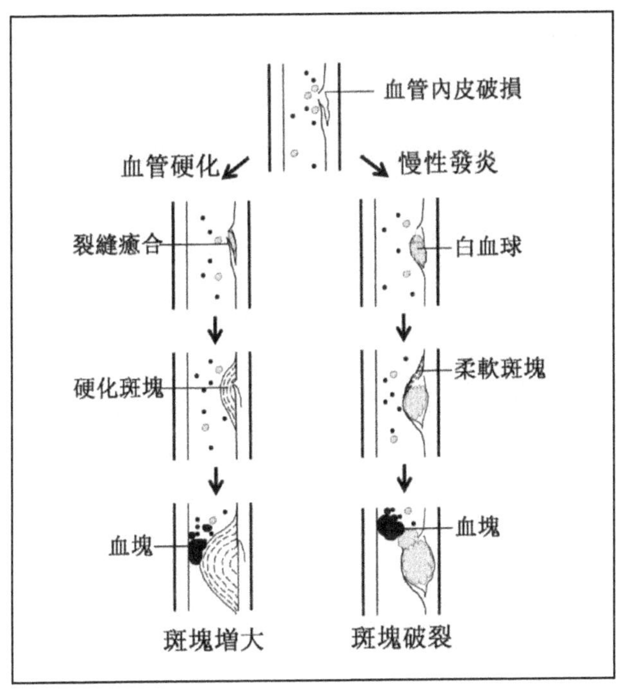


*血管內皮破損引致血管硬化和慢性發炎及其後果*

# 局部慢性發炎：第二度損傷

發炎是身體某部份受傷、病菌或體外物留在體內所產生的局部反應，也可能是免疫系統發生問題，身體自我攻擊。症狀包括受創部份發紅、發熱、腫脹和疼痛。例如腳踝扭傷會引起腳踝發紅、發熱、腫脹和疼痛。扁桃腺炎是病菌感染引起喉嚨的扁桃腺發紅、腫脹和疼痛。一根刺留在皮膚內會引起局部發紅、發熱、腫脹和疼痛。

發炎是免疫系統維護生命，促進癒合的方法。免疫系統第一道防線是皮膚、咳嗽和黏液（包括口腔、鼻腔、呼吸和消化系統的黏液），主要是阻止病菌或體外物侵入體內 。當第一道防線不能阻止它們侵入之時，免疫系統知道來者不善，立刻派白血球到受創部份。白血球把病菌或異物重重包圍和吞噬，並分泌各種酵素去消滅它們，引起局部發紅、發熱、腫脹和疼痛，這過程叫做發炎。發炎後病菌被消滅，殘渣被化解和吸收。如殘渣或體外物不能及時化解和吸收，受創部份會長膿疱,有時需要外科手術把它清除。

血管內皮破損也會引致發炎，不過是慢性發炎。血管內皮破損後，白血球會跑到裂縫內，把引起血管內皮破損的物質吞噬，並分泌各種酵素去消滅它們，內皮破損部分也會形成斑塊。通常這些斑塊雖然表面堅硬，裡面卻是柔軟如豆腐腦，故稱之為柔軟斑塊。

如這些引致血管內皮破損的物質繼續出現，柔軟斑塊內的白血球便不斷增加，斑塊體積因而會愈來愈大，最後因過份膨脹而爆開，裡面的殘渣、膽固醇及其他雜質便會流出來，吸引血小板和紅血球凝聚起來成為血塊。如血管细小或狹窄，血塊不能通過狹窄之處便做成血管栓塞。腦血管栓塞會導致中風，心血管栓塞會導致心臟病發作。百份之八十的心臟病突發是因為硬化斑塊裂開的緣故。

微不足道的心血管內皮破損和慢性發炎，竟會做成後果不堪設想的心臟病發作，最大的主謀不是白血球、紅血球、血小板、膽固醇或鈣，乃是使血管內皮破損和做成局部慢性發炎的自由基（free radical），又稱游離基。

## 自由基引起內皮破損和慢性發炎

每天我們的身體攝入自由基。食物經過消化成為能量，在過程中產生一些對身體有害的副產品，好像燒柴生火產生煤煙一樣，這副產品叫做自由基。舉例來說，肉類含有脂肪和膽固醇，消化後產生膽固醇碎片（cholesterol fragments）和低密度脂蛋白（LDL），兩者都是自由基。食物中的農藥、防腐劑和食品添加劑在消化過程中會觸發一連串的化學作用而產生自由基。此外，如食物中含有重金屬如水銀、鋁、銅、鐵、鎳等，在消化過程中也會產生自由基。還有，點燃的香煙和污染的空氣產生很多不同類型的自由基，進入人體後對身體有害。

自由基的分子結構不穩定，很容易氧化，因此需要抗氧化劑（antioxidant）去中和。被中和後的自由基藉著血液循環被送至肝臟，然後被肝臟的酵素化解，中醫稱之為排毒。因此抗氧化劑對身體排毒非常重要。新鮮的蔬菜和水果含豐富的抗氧化劑，每日食用對身體有益。不過這些食物加熱後抗氧化劑便開始失效，溫度愈高效力愈減。所以，如果可能的話，盡量吃新鮮、沒有農藥或其他化學物和未經高溫加熱過的蔬菜和水果。

如自由基太多或抗氧化劑不足，自由基便不能完全被中和。過量未被中和的自由基會氧化，氧化自由基累積體內會損害健康的細胞，導致種種慢性疾病，包括各種癌症和心臟的毛病。如氧化自由基與冠狀動脈內皮接觸，會引起內皮破損和局部慢性發炎，柔軟斑塊，斑塊增大，裂開，最後導致心臟病發作。

有些人的冠狀動脈內皮非常堅實，另一些人的冠狀動脈內皮卻很容易被自由基破損，血管內皮的耐久性與遺傳有關。除此之外，潛伏的感染、糖尿病、高血壓、膽固醇過高、吸煙、喝酒過多、過度肥胖和 A 型性格（好強、性子急、壞脾氣），也會使血管容易被自由基破損。這些因素增加患者心臟病發的風險，故稱之爲心臟危險因素（cardiac risk factor）。

# 心臟危險因素增加心臟病的風險

## 潛伏的感染

感染是人體免疫系統最大的敵人。抗生素最重要的功能是停止病菌在體內繼續繁殖，讓白血球有時間把病菌消滅，使身體自癒，恢復正常功能。可惜由於抗生素被濫用，很多病菌已適應了在有抗生素的環境生存，因此病菌愈來愈難徹底消滅。加上人體有些部位如口腔，較難經常保持清潔。感染沒有根治，細菌潛伏體內，有些會跑到冠狀動脈，引起血管內皮局部慢性發炎，做成內皮容易破損，導致粥樣硬化斑塊，斑塊增大，裂開，最後導致心臟病發作。

其中最典型的是牙周炎（periodontitis），解剖學研究發現，長期牙周炎患者的血管內皮往往有粥樣硬化斑塊，而斑塊裏面竟然藏有口腔的細菌。原來長期牙周病做成牙肉浮腫，細菌容易跑進牙肉的毛細血管，藉着血液循環跑至冠狀動脈，引起冠狀動脈內皮局部慢性發炎，內皮因而容易破損，引起粥樣硬化斑塊，斑塊增大，裂開，最後導致心臟病發作。可想而知，口腔衛生非常重要，經常用牙線和定期牙醫洗牙是預防冠心病很重要的一環。

## 糖尿病

糖是我們能量最重要的來源。大多數體內細胞可化解蛋白質，脂肪或碳水化合物（糖和澱粉）成為能量，但心臟和大腦細胞完全依賴葡萄糖（碳水化合物消化後的產物）來提供能量，以便維持心臟和大腦的功能。因此血液中有一定量的葡萄糖，隨時提供細胞使用。

但葡萄糖在轉化為能量之先，必須穿過細胞膜進入細胞內，這過程需要胰島素的幫助。當胰島素與細胞膜連接時，細胞膜會暫時改變其滲透度，讓葡萄糖進入細胞內，彷彿胰島素是特別為葡萄糖訂做的電子鑰匙卡，讓葡萄糖能進入細胞。

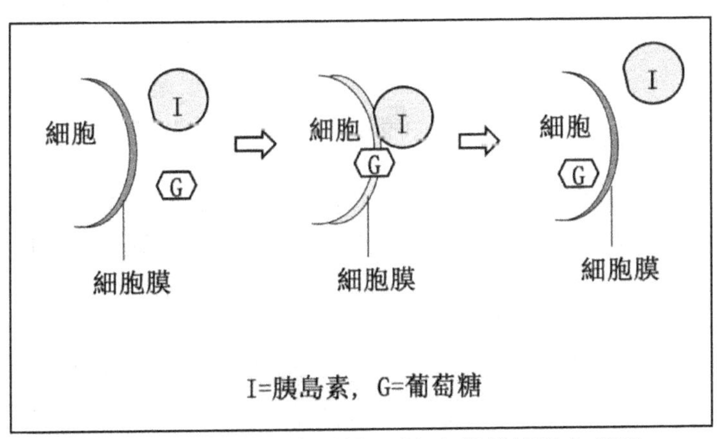


*胰島素改變細胞膜的滲透性，幫助葡萄糖進入細胞*

糖尿病的特徵是血液和尿液的糖份過高。糖尿病分兩種：胰島素不足（insulin deficiency）和胰島素阻抗（insulin resistance）。前者又稱 1 型，胰島素依賴型或青少年糖尿病，患者發病時通常是二十歲以下。這些患者的胰腺不能生產足够的胰島素來滿足身體每天胰島素的需求。相反地，後者，又稱 2 型，非胰島素依賴型，或成人發病型糖尿病，患者通常是肥胖的成年人。這些患者有足夠的胰島素，但是它不能與細胞膜連結，幫助葡萄糖進入細胞內。兩種情況都會導致血液和尿液的糖份過高。

糖尿病影響身體每一個器官的功能，原因是血液中過量的糖份使血管內皮膨脹，內皮因而容易破損。加上糖尿病降低免疫系統功能，患者容易有潛伏感染。兩者雙管齊下，難怪糖尿病患者全身的血管都有問題，而且糖尿病愈嚴重，血管愈狹窄。腦部血管狹窄導致中風，冠狀動脈狹窄導致心臟病，腎血管狹窄導致腎衰竭等等。所以如果患上糖尿病，必須儘早就醫，與醫生合作，儘快把血糖控制下來，等待時間愈長，血糖愈難控制，冠心病和其他慢性疾病的風險愈高。

## 高血壓

血壓是由心臟推動血液循環所產生的。沒有血壓便沒有血液循環，人體一切功能便立刻停頓。所以維持適當的血壓十分重要，不能太低，也不能太高。

血壓有兩個數字，上面的數字（收縮壓）是心臟收縮時在動脈裡的壓力；下面的數字（舒張壓）是心臟放鬆時在動脈裡的壓力。一般來說收縮壓應維持在九十到一百五十；舒張壓，在五十到九十之間。但也有一些個別情況，在此範圍之外的血壓也是可以接受的。如閣下血壓經常在此範圍之外，務必諮詢醫生。

除了小部份患者有先天性血管狹窄、腎病、腎上腺病或甲狀腺素過多做成血壓偏高之外，百份之九十以上的高血壓沒有明確病因。這種病因不明的高血壓其實與遺傳有關，這些人年輕時血壓沒有問題。但是隨著年齡增加，血管開始失去彈性。沒有動脈在每次心跳時輕微收縮和舒張來幫助血液流動，心臟的負荷加重，血壓因而增高。另外，過鹹的食物、烟、酒、某些藥物、肥胖和生活壓力也會使有高血壓傾向的人血壓增高。

像糖尿病一樣，高血壓影響身體各器官的功能，原因是長期高壓使血管內皮脆弱、破損、硬化、最後破裂。血壓愈高，血管愈脆弱。高血壓的後遺症包括心臟病、中風、腎衰竭等等。像花園的軟水管一樣，裏面的脆弱剛開始時是看不出來的。等到最後水管快要破裂之時才發現，已是太晚。所以，如有高血壓，不要以為沒有症狀便不要緊。儘早控制血壓可以減低心臟病、中風和腎衰竭的風險。

## 膽固醇過高

膽固醇是細胞膜和一些激素的必要成份。膽固醇太低會影響細胞膜的完整及腎上腺素（adrenaline）、雌激素（estrogen)、黃體素（progesterone）、雄激素（testosterone）、膽酸（bile acid）和維他命 D 的生產，導致免疫功能下降、性功能衰退、貧血、抑鬱症和腦充血等問題。所以肝臟生產膽固醇，供應細胞新陳代謝所需。平均來說，大約百份之七十的膽固醇是由肝臟製造，百份之三十是從食物而來。還有，肝臟生產膽固醇的過程可以自行調整：如從食物中攝取的膽固醇增加，肝臟生產的膽固醇會適量減少。但當吸收的膽固醇過多，或肝臟生產膽固醇的過程出現問題時，這自行調整的功能會失效，做成膽固醇過多。

常常有人提出一個問題：為甚麼膽固醇有好與壞之分？其實膽固醇本身並沒有甚麼好與壞，它的好與壞是和脂蛋白（lipoprotein）有關，它是血液中運送膽固醇往返肝臟和其它器官的工具。低密度脂蛋白（LDL，俗稱壞膽固醇）把膽固醇從肝臟運送到身體各細胞及組織，供應細胞的需要，而高密度脂蛋白（HDL，俗稱好膽固醇） 會把多餘的膽固醇運回肝臟來製造膽酸。問題是膽固醇過多，超過肝臟的容量和其他細胞所需之時，低密度脂蛋白沒有適當的地方卸下膽固醇，便留在血液中循環不息。

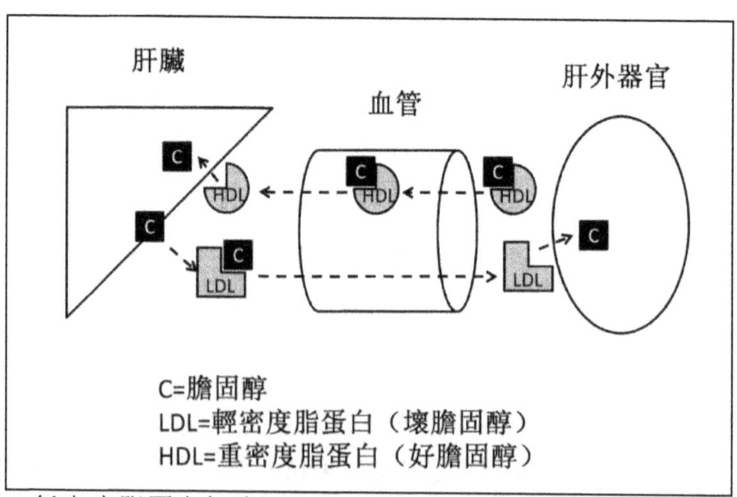


*低密度脂蛋白把膽固醇從肝臟運送到其他器官，*
*高密度脂蛋白把多餘的膽固醇運回肝臟*

由於低密度脂蛋白膽固醇綜合體的結構不穩定，很容易與血液中的自由基產生化學作用成為另一自由基。過量的自由基會氧化，氧化自由基與血管內皮接觸時會引起內皮破損和局部慢性發炎，柔軟斑塊，斑塊增大，裂開，最後導致心臟病發作。所以，如低密度脂蛋白膽固醇過高，務必注意飲食，有時還需要用藥物去降低膽固醇水平。

## 吸煙

吸煙是一個非常損害身體的壞習慣。香煙和雪茄是從菸葉製成，並添加化學成分，使吸煙更有風味。雖然吸煙有鎮靜作用，但香煙含尼古丁（nicotine）會讓吸煙者上癮，長期吸煙會影響每個器官的功能，導致肺癌和其他癌症、肺氣腫、慢性支氣管炎、中風和心臟病等。吸二手煙者也會承受同樣不幸的後果，他們患上這些疾病的風險跟吸煙者完全一樣。

原因是點燃一支香煙會釋放數以千計的化學品在空氣中，然後進入吸煙者和周圍的人的肺部，其中很多都是致癌物質和不穩定的自由基。過量的自由基如不能及時中和，便會與接觸到的血管內皮發生反應，使內皮破損和慢性發炎，最後會導致中風和心臟病發作。所以如染上了這壞習慣，應立刻設法戒除。心臟病風險通常要戒煙五年後才減掉。肺癌風險更久，戒煙十年後肺癌風險才減少百份之五十。[2]

## 過度肥胖

肥胖是體內積累過多脂肪。體內脂肪的主要來源是食物。食物中的脂肪在小腸消化後變為膽固醇，甘油三酯（triglyceride）和脂肪酸（fatty acid）。膽固醇運送回肝臟，變為膽汁酸，而甘油三酯和脂肪酸則變為能量。用不完的能量變回脂肪，儲存在體內各處的脂肪細胞，以備日後使用。用脂肪來儲存能量是人體利用小小的空間儲存大量能量的一個有效方法，同時皮下脂肪有保暖作用，在寒冷天氣中能幫助身體保持恆定體溫。值得一提的是：消耗不完的糖份也會變為甘油三酯，存儲在脂肪細胞內。在糖份變為甘油三酯的過程中產生的自由基也被困在脂肪細胞內。

當脂肪儲存在脂肪細胞時，脂肪細胞以兩種方式生長：增多（細胞數量增加）和增大（細胞體積增加）。這兩種方式背後有兩個驅動力：遺傳和飲食。嬰兒出生時體內有一定數量的脂肪細胞，因為遺傳因素，有些嬰兒比其他嬰兒有更多脂肪細胞。在嬰兒成長過程中，有三個時期脂肪細胞會活躍地增多：嬰兒期（從出生到兩歲），學前期（四到六歲），和青春期（十三到十六歲）。在這些期間，食量過多或缺乏運動使脂肪細胞數量急劇增加。以後便會容易肥胖，減肥成功率不高。

**很多化學物攝入人體後會觸發一連串的化學作用而產生自由基。過量的自由基如不能及時中和會使血管內皮破損和慢性發炎。**

其他期間，食量過多或缺乏運動會使脂肪細胞先增大，以容納額外的脂肪。直到脂肪細胞不能再膨脹時，額外的脂肪使脂肪細胞增多來增加儲存容量。當脂肪細胞數量顯著增加時，以後便會很容易肥胖，很難減肥。因此，特別在上述的三個時期，注意飲食和經常運動是何其重要！

經濟改善給人們豐衣足食，休閒和舒適的生活，卻賠上了人們的健康。進食過量、吃“垃圾”食品（高能量、高糖和高脂肪的加工食品）、加上缺乏運動使脂肪和糖份過剩，便變為甘油三酯，日積月累的貯存在脂肪細胞內。因此脂肪細胞膨脹，做成脂肪細胞內的自由基流入循環系統。過量的自由基氧化，與血管內皮接觸，使內皮破損和慢性發炎、斑塊形成，增大，裂開，最後導致中風和心臟病發作。

加上脂肪細胞體積愈來愈大，做成胰島素阻抗，導致糖尿病及其他後遺症，包括冠心病。因此不可輕視肥胖對健康的損害。如果超重，務必注意飲食和經常運動，若到脂肪細胞數量增加後才減肥便不是那麼容易了。

## 喝酒過多

酒能幫助血液循環，葡萄酒還含有抗氧化劑：黃酮類化合物（flavonoids）和白藜蘆醇（resveratrol）。它們能中和自由基及增加高密度脂蛋白(HDL，俗稱好膽固醇)，因此對血液循環有幫助。

但另一方面，喝酒過多會危害人體健康，因為過多的酒精在體內會觸發一連串的化學作用而產生自由基。經常喝酒也會使甘油三酯增高，導致肥胖、高血壓、糖尿病等心臟危險因素。過量酒精甚至會導致肝炎、肝硬化、胰島炎、腦充血、心臟衰竭、惡性心律失常而死亡等嚴重病症。

所以没有喝酒習慣者無需用酒幫助血液循環，有其他更好方法可用。有喝酒習慣者應適可而止。每天飲酒量不應超過：

- 啤酒（5% 酒精）： 十二安士（360 毫升）
- 葡萄酒（12% 酒精）： 五安士（150 毫升）
- 烈酒（40% 酒精）： 一安士半（45 毫升）

## A 型性格

A 型性格的人好強、性子急、脾氣壞。他們具進取心、自信、有毅力、在事業上可能很成功。但他們往往對己苛求、對人嚴格、弄得壓力重重、人際關係不好、多患高血壓。英年時便可能有心臟病或中風，甚至因而死亡。

原因是他們長期在壓力下，腎上腺素偏高。這激素幫助他們保持頭腦清醒、思想靈活，動作敏捷、工作效率高。但長期腎上腺素偏高會做成血壓高、心跳快、血管狹窄和血液濃稠。血管狹窄和血液濃稠引起紅血球容易黏在一起，並形成血塊。一旦血塊不能通過血管狹窄之處，血流阻塞，便會有中風和心臟病發作的風險。

如有 A 型性格，應學習如何應付壓力和放鬆自己、培養恆久忍耐的心，並盡量疏導情緒，建立良好的人際關係，化逆境為順境，化挫折為動力，化不和為友情，為自己創造一個積極、有序、和諧的環境，才能把這健康命運扭轉過來。

# 其他因素

以上是科學研究已證實的心臟危險因素，還有一些其他因素與心臟病有關，但仍未被公認是心臟危險因素。例如，同型半胱氨酸（homocysteine）高或維生素 D 低的人患心臟病的風險比平常人高，但服用維生素 B 和葉酸(folic acid)來降低同型半胱氨酸水平,或補充維生素 D 來增高維生素 D 水平並沒有減少心臟病發作的風險，故未被公認是心臟危險因素。既然同型半胱氨酸的來源是吃肉，而維生素 D 是由膽固醇製成，在皮膚接觸陽光之下轉化成活性維生素 D，有可能是吃肉太多和缺乏戶外活動才是這些人患心臟病的主要原因。若單服用維生素 B 和葉酸而不減少吃肉，或單服用維生素 D 而不運動，也是不會減低患心臟病之風險的。

因此，當一篇文章刊登出來說某一種營養品或治療對某種疾病有幫助，特別是一些在互聯網上傳來傳去的文章，不要馬上下定論，更不要人云亦云，立刻改變自己的飲食習慣和營養補給。應該先讓醫療界仔細分析，辨明真偽，衡量安全後，再作最後決定。

| 心臟危險因素 | 危險的原因 | 對心臟血管的影響 |
| --- | --- | --- |
| 潛伏的感染 | 細菌潛伏體內，跑到心臟血管 | 引起血管內皮局部發炎，做成內皮容易破損 |
| 糖尿病 | 血糖過高使血管內皮膨脹並降低免疫功能 | 做成內皮容易破損和潛伏感染 |
| 高血壓 | 長期高壓使血管內皮脆弱 | 做成內皮容易破損 |
| 膽固醇過高 | 壞膽固醇結構不穩定，與血液中的自由基發生反應，成為另一自由基 | 此自由基會氧化，氧化自由基與血管內皮接觸時使內皮破損 |
| 吸煙 | 香煙點燃產生數千種化學物，很多是致癌物質和不穩定的自由基 | 過量的自由基會氧化，氧化自由基與血管內皮接觸時使內皮破損 |
| 過度肥胖 | 脂肪和糖份過剩，貯存在脂肪細胞內。脂肪細胞因而膨脹 | 細胞內的自由基流入血管，氧化，與血管內皮接觸時使內皮破損 |
| 喝酒過多 | 經常喝酒導致肥胖、高血壓、糖尿病等心臟危險因素 | 過量酒精導致肝和胰島炎、肝硬化、腦充血、心臟衰竭、心律失常 |
| A 型性格 | 長期壓力之下腎上腺素偏高 | 做成血壓高、心跳快、血管狹窄、血液濃厚，有中風和心臟病發作的風險 |

*已證實的心臟危險因素*

儘管醫學發達讓我們更了解心臟病的起因，但是生命不在人的手中。正如經上所說：「其實明天怎樣，你們並不知道.........你們本來是過眼雲煙，轉瞬之間就消逝了」[3] 有時無論如何小心謹慎，心臟病仍然會發作。當心臟病來臨時，時間就是生命，懂得如何應付才是明智之舉。

# 小結

本章討論了以下重點：

1. 血管堵塞最初期的病理變化是血管內皮破損。
2. 血管內皮破損會形成粥樣硬化斑塊，血管硬化，狹窄，最後導致心臟病發作。
3. 自由基是血管隱藏的敵人。它的結構不穩定，若不及時中和便會氧化，氧化自由基與血管內皮接觸時會使內皮破損和做成局部慢性發炎，柔軟斑塊，斑塊增大，裂開，最後做成心臟病發作。
4. 已證實的心臟危險因素有潛伏的感染、糖尿病、高血壓、膽固醇過高、吸煙、喝酒過多、過度肥胖和 A 型性格。

# 註釋

1. Benjamin M Scirica, David A Morrow, ST-elevation myocardial infarction, *Braunwald's Heart Disease: A Textbook of Cardiovascular Medicine*, 10th edition, by Douglas L Mann, Douglas P Zipes, Peter Libby, Robert O Bonow, (Philadelphia:Saunders, 2015), 1068-1094
2. U.S. Department of Health and Human Services. The Health Consequences of Smoking—50 Years of Progress: A Report of the Surgeon General. Atlanta: U.S. Department of Health and Human Services, Centers for Disease Control and Prevention, National Center for Chronic Disease Prevention and Health Promotion, Office on Smoking and Health, 2014
3. 雅各書 4 章 14 節新譯本："其實明天怎樣，你們並不知道。你們的生命是什麼呢？你們本來是過眼雲煙，轉瞬之間就消逝了。"

# 第四章

# 向心臟病宣戰

# 第四章 向心臟病宣戰

心臟病是人類的頭號敵人。隨著二十多年來醫學的進步，已發展國家(如美國)的心臟病死亡率逐漸下降，但心臟病發病率還沒有顯著降低，故心臟病仍是美國的頭號殺手。相反的，經濟快速發展中的國家（如中國）現正面臨一個很嚴重的問題，就是心臟病發病率和死亡率直線上升。因此，從二零一二年開始心臟病已成為全球的第一殺手。[1]

在美國，超過一千九百萬人患冠心病，大部份是年長人士，特別是六十五歲以上的，每三名就有一名患冠心病。[2] 根據美國疾病控制及預防中心的最新報告，美國每年七十三萬五千人心臟病發作（平均每四十三秒一人），每年三十七萬人死於心臟病（平均每一分二十五秒一人），也就是說：患者死於心臟病比死於一切癌症的總和還要多。最令人擔憂的是三份之二的心臟病發作時是突而其來，毫無徵兆的。[3]

根據中國國家心血管疾病中心統計，中國有二億三千萬人患心血管病（心臟病和中風），每年三百萬人死於心臟病。[4] 這些數據表明繁榮是有代價的，我們常常用健康來換取財富。如此可怕的敵人，一般人卻不願意面對，並且抱著一個「不可能是我」的態度，否定會發生在自己身上的可能性。當心臟病突發時，時間就是生命。但很多人對心臟病發作的認識不夠，延誤了寶貴的急救時效，造成終生遺憾。

## 心臟病發作時的三個“不要”

### （一）不要以為沒有心絞痛就不是心臟病

心絞痛是形容在胸部的壓榨感，好像一塊大石壓在胸口一樣。有時壓力會發散到肩、臂、下頜、咽喉等部位。情況會持續三到五分鐘，然後逐漸消退。任何增加心臟的負荷如運動，精神壓力、情緒激動、寒冷、飽餐等都會引起胸口痛或使症狀惡化，休息和硝酸甘油（nitroglycerin）可使症狀緩解。心臟病發作時，心絞痛或類似症狀持續時間較長，休息或硝酸甘油不會使症狀消退。

**當心臟病突發，時間就是生命。很多人延誤了寶貴的急救時效，造成終生遺憾。**

據我多年行醫經驗，心絞痛並非心臟病發作最常見的症狀，超過一半患者在心臟病發作時沒有心絞痛。心臟病發作時最常見的症狀其實是呼吸困難。其他伴隨症狀包括心悸、頭暈、乏力、噁心或嘔吐，多汗或冷汗。當然，單單呼吸困難不一定是心臟病發作，但如果呼吸困難加上其他伴隨症狀，即使沒有心絞痛也應立刻就醫。

## （二）不要耽誤時間

1. 如有上述症狀，務必電召救護車求助。不可自行或由家人開車到醫院，以免因心情緊張而引起交通意外，或因堵車而延誤了寶貴的急救時效。

2. 如沒有胃出血或胃潰瘍等容易流血問題，可放一粒阿司匹林（aspirin）在口中嚼碎，讓它自然溶化吞下。阿司匹林可幫助降低血液的濃稠度。

3. 如單獨一人在家，解鎖並打開家門，等候救護人員到來。萬一不省人事，救護人員抵達時還可進屋搶救。

4. 此時最重要的是保持冷靜：坐下或躺下（保持血壓平穩），不要驚慌（可能令病情惡化），不要走動或站立（可能令血壓下降），不要喝一杯熱開水（可能引起噁心，甚至嘔吐，造成情況更糟）。

5. 如心跳每分鐘超於一百五十或低於五十，可能是心律不整。若救護人員還未到達，可作深呼吸，然後用力咳嗽，有時候可以把心律糾正過來。

6. 如不省人事、停止呼吸或心臟停頓，心肺復甦急救是唯一可以挽回生命的方法。

7. 溫馨提示：如家人患有心臟病，應盡快學習心肺復甦技巧，或許有一天可以用來挽回家人或其他人的性命。

## （三）不要延誤診療時效

當患者送抵醫院，醫護人員分秒必争。在穩定患者病情的同時，他們要在極短時間内決定患者是否心臟病發作。在緊急情況下診斷病情是一個很複雜的過程，醫生要在極短時間内綜合患者的病史，體檢和測試的結果去推測最可能的診斷。但醫生所面臨的困難是：没有獨特的症狀或理想的心臟測試可以毫無疑問地斷定患者是否有心臟病。此時最重要的是患者和家屬跟醫護人員合作，讓診療過程能順利進行。

**超過一半患者在心臟病發作時沒有心絞痛。心臟病發作時最常見的症狀其實是呼吸困難。其他症狀包括心悸、頭暈、乏力、噁心或嘔吐，和多汗或冷汗。**

1. **簡明扼要地述說症狀和病史**
   所有心臟症狀,包括心絞痛、心悸、呼吸困難、頭暈、乏力、噁心、嘔吐和多汗或冷汗等，都不能肯定是心臟病發作，許多其他疾病發作時也有同樣症狀出現。能否在極短時間經過望、聞、問、切來作出正確的診斷很在乎症狀和病史的描述。

因此，倘若病者或家人能扼要地說出症狀和病史（包括既往病史，藥物副作用和過敏史，以及當前服用的藥物），可增加醫護人員的診療效率。反之，如患者或家屬未能說明症狀和病史，需依賴醫生逐一詢問時，會延誤診療時效。

2. **配合醫生的診療計劃**
除了症狀和病史外，醫生需用心電圖和抽血檢查去確定患者是否心臟病發，但兩者都不是最理想的心臟測試。

- **心電圖不完全可靠**：心臟病發作時，只有一半心臟病患者有典型的心電圖異常，另一半患者的心電圖不能確定患者是否心臟病發作，而且有十份之一的患者心臟病發作時心電圖是完全正常的。因此，單單依賴心電圖檢查來確定患者是否心臟病發作是不行的。

- **抽血檢驗需要時間**：心臟發作時，心臟肌肉受損，心肌酵素（troponin, CK-MB）溢出心臟肌肉進入血液，根據心肌酵素水平可確定患者是否心臟病發作，但有時要病發作六至八小時後才開始上升。如病人有冠心病，但心臟病仍未發作，或心臟病發作比較輕微，心肌酵素水平可能完全正常，檢驗不出患者有心臟病。

因此，當醫生需要患者住院觀察和監測時，可能是醫生未能確定患者是否心臟病發。故務必遵從醫生的囑咐，因違背醫囑擅自離院的患者，其死亡率是其他住院患者的三倍！有時心電圖異常會逐步展現，患者的病情也可能突然惡化，住院觀察可以讓醫護人員發現情況有惡化的趨向時提供及時的急救，大大增加診療效率和患者安全。

# 心臟病發作能否停止？

本書第三章從病理學的角度談及血管內皮破損與心臟病發作的因果關係，並指出心臟病發是因冠狀動脈狹窄，影響血液流通。血流不暢時，紅血球便容易凝聚成血塊。血塊不能通過心血管狹窄的部份，導致冠狀動脈栓塞。

栓塞引致該冠狀動脈範圍內的心肌细胞缺氧。假如半小時內未能疏通，受影響的心肌細胞便開始死亡，造成心臟肌肉梗死。倘若能在半小時內疏通栓塞，心臟損傷較少。時間拖延愈久，損傷愈大。如損傷範圍小，影響可能有限。否則可能引致嚴重後果，其中包括心律不整、心瓣膜病、心肌症、心臟衰竭、肺積水、中風、甚至死亡。心臟病死亡率因醫院而異，美國醫院三十天心臟病死亡率平均約百份之十二，即每十名患者有一名會心臟病發三十天內死亡。

**當醫生需要患者住院觀察和監測時，務必遵從醫生囑咐，因違背醫囑擅自離院的患者，其死亡率是其他住院患者的三倍！**

心臟病患者在急診室的初步治療包括氧氣，靜脈止痛藥和舌下含服硝酸甘油。這都是提高血液氧份，釋稀血液濃度，和促使冠狀動脈擴張的舒緩方法。這些初步治療可使病情暫時舒緩，但如果血管狹窄和栓塞沒有解決，心臟病是必然會復發的。所以不要以為病情好轉便不需留醫，萬一復發，寧可發生在醫院裡。

## 停止心臟病特效藥

既然大部份的心臟病發作是由於血塊做成冠狀動脈栓塞，血栓溶解劑（thrombolytic agent）能够溶解血塊，使血液恢復流通，避免受損部份的心肌细胞繼續壞死。由於它能遏制血管栓塞的進展，心臟病發便停止，心臟肌肉受損的範圍不會繼續擴大。而且血栓溶解劑是靜脈注射藥，輸藥後很快便見效。

不過，血栓溶解劑有三點美中不足之處：

1. **要病發六小時之內輸藥才有效：**
   血栓溶解劑的最高效能是心臟病剛剛發作，血塊還未定形的時候。隨著每分鐘的延誤，血塊開始定形和硬化，血栓溶解劑的功效便陸續減少，超過六小時後，血栓溶解劑已無任何效用。所以心臟病發作時，分秒必争，患者愈早到醫院就醫，能够停止心臟病發的機會愈大。

2. **有腦充血及胃出血等嚴重流血的風險：**
   這不良反應限制了血栓溶解劑的廣泛使用。為了避免嚴重流血發生，醫療監管機構有嚴謹規定，如患者没有心絞痛和典型的心電圖異常，顯示患者正在心臟病發，不能使用此藥。此外，所有患者在用藥前都要經過一個初步風險評估，如評估顯示患者有任何流血可能性，也不能使用此藥。有時臨床決定真的不是那麼簡單明確。醫生必須衡量治療利益與風險的比較。如利益大於風險，醫生和患者也只好承擔風險，使用此藥物。

3. **血管狹窄問題沒有解決：**
即使血栓溶解劑把血塊溶解，血液恢復流通，心臟病發作停止，但因冠狀動脈狹窄，血流仍受影響，紅血球仍會凝聚成血塊，血管栓塞仍會再次發生，心臟病發很可能會捲土重來。

# 恢復血液循環通暢

沒有藥物能把狹窄的血管回復原形，但有幾種方法可以恢復血液循環通暢，避免心臟病復發：

## 搭橋手術

冠狀動脈繞道手術俗稱搭橋手術，（coronary artery bypass grafting），是一項較傳統的恢復血液流通的心臟手術。醫生從患者的胸部，腿部或手臂取出一小段血管，一端接駁大動脈，另一端接駁冠狀動脈，接駁位置稍微越過狹窄或堵塞的部位，讓血液能跨過堵塞位置再流回冠狀動脈，所以俗

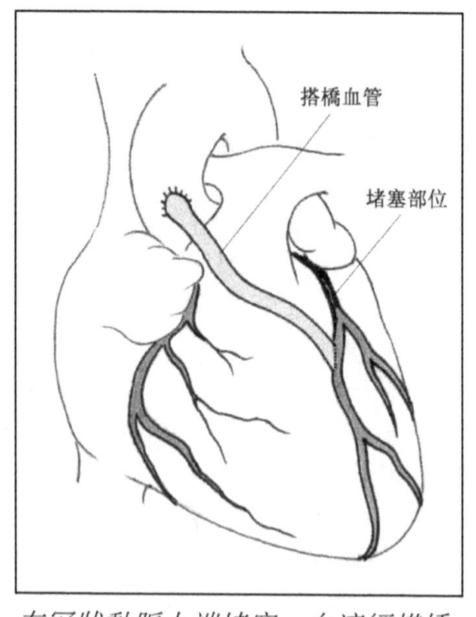


*左冠狀動脈上端堵塞，血液經搭橋血管流回左冠狀動脈堵塞處的下端*

稱搭橋手術。搭橋手術已有數十年歷史。經得起時間考驗，十分可靠。但也有美中不足之處：

1. 需要全身麻醉。
2. 手術時間長，通常是三至六小時。（現已發展至微創搭橋手術，採用肋骨之間小切口的方式進行，無需割開胸骨，可把手術時間縮短一、兩小時，但只適用於少部份患者。）
3. 手術時間愈長，風險愈大，其中包括死亡、中風、心臟病，心律不整，肝和腎功能衰竭，肺炎及其他感染等嚴重併發症。
4. 康復時間長，約二至六個月不等。有些患者手術後很多年仍然有胸部疼痛。
5. 新搭橋血管的耐用度有限，有一半患者搭橋手術十年後需再動手術。所以搭橋手術已不是最常見的重建血管方法。

## 支架手術

經皮冠狀動脈介入治療（percutaneous coronary intervention），俗稱支架手術，是一種不用開刀的治療手術，把狹窄的冠狀動脈擴張，恢復血液循環通暢無阻。此手術是採用一條細長的小導管，其尖端有一個細小的，附有小支架的球囊。此導管先插進大腿或手臂的動脈，通過循環系統到主動脈，然後進入冠狀動脈。當導管把球囊和支架部署在冠狀動脈狹窄之處時，球囊充氣把血管內膜的斑塊壓裂，使冠狀動脈狹窄的地方擴張，放氣後導管和球囊拿走，留在冠狀動脈內的支架可以維持血管闊度，使血液能流暢自如。

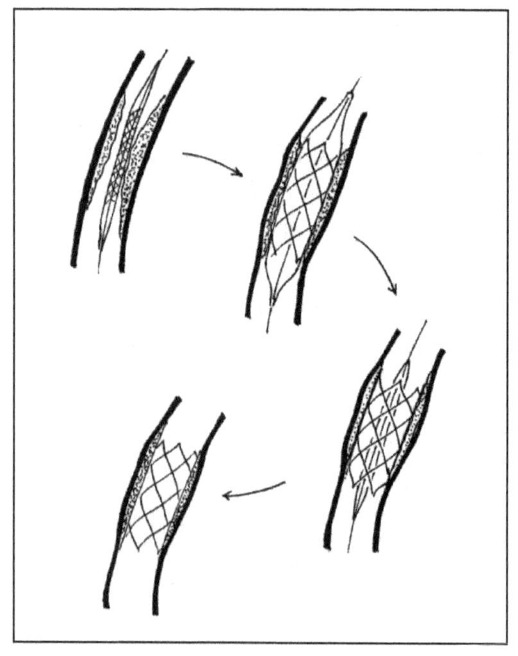

*支架導管部署在冠狀動脈狹窄處，球囊充氣使狹窄之處擴張，放氣後導管和球囊拿走，支架留在冠狀動脈內*

支架手術有好幾處比搭橋手術佔優勢：

1. 此手術不用開刀。
2. 不需全身麻醉。
3. 效果如何即時知道。
4. 併發症風險比搭橋手術少。
5. 康復時間短，如無意外，通常一週後便可上班和恢復正常活動。

所以心臟病發時，如不能使用血栓溶解劑，或使用後仍未能停止病發，醫生通常建議進行支架手術。

支架手術的短處是：

1. 支架手術需在X光的監察下進行。大量輻射照在患者身上，累積體內影響身體健康。
2. 手術能否恢復血液流通很視乎醫生的臨床經驗。
3. 支架不能用在血管太彎曲或分支的地方。
4. 如冠狀動脈完全堵塞，支架手術恢復血液流通的成功率不高。
5. 支架手術完成後患者需要每天服用抗血小板藥（antiplatelet agent），以防紅血球在支架上凝聚成血塊，服用時間多長視患者情況而定。它最常見的副作用是流血，服用時間愈長風險愈大。

## 側支血管

人體其實可以自行天然搭橋。本書第二章談及冠狀動脈的主要功能和側支血管的形成。醫學研究發現經常運動能使身體產生一種蛋白質叫血管生成因子（angiogenesis factor），此因子能刺激冠狀動脈毛細血管的生長，形成一個密麻麻的毛細血管網絡。

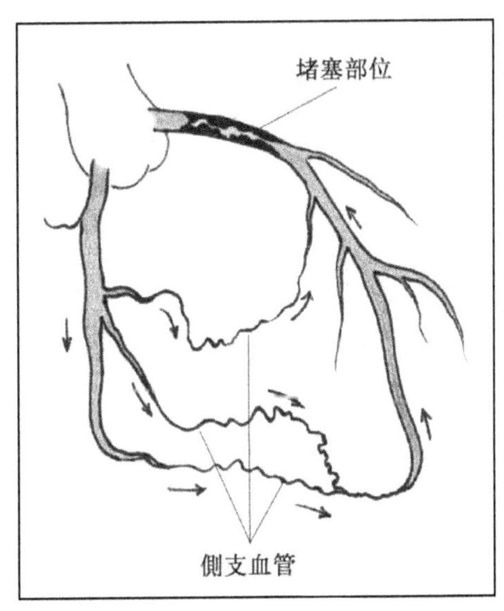


*左冠狀動脈上端堵塞，血液經側支血管反方向流回左冠狀動脈*

此網絡平時用途不大，但當血管

某部份堵塞時，血液會通過附近的毛細血管繞過堵塞處，繼續供應氧氣和養份給該範圍的心臟肌肉，避免心肌受損。隨著毛細血管血液流量增加，這些毛細血管會逐漸擴寬，形成側支血管，長期供應氧氣和養份給心臟肌肉，好像一個自然而成的冠狀動脈搭橋。

當很多細小的側支血管加起來供應氧氣和養份給同一範圍時，其血流量足夠維持該範圍心臟肌肉的基本功能。個別心臟病患者的冠狀動脈有太多狹窄的地方，或狹窄部位太長，不適宜作支架或搭橋手術，只要他們從小經常運動，心臟長了很多側支血管，就是不做任何心臟手術也可存活十至二十年。其實每人都有這天然的搭橋潛力，使冠狀動脈生長側支血管，以備日後之需，關鍵在乎有沒有經常運動。

| 方法 | 優點 | 缺點 |
|---|---|---|
| 搭橋手術 | • 有數十年的歷史<br>• 十分可靠 | • 需全身麻醉<br>• 手術時間長，風險大<br>• 康復時間長<br>• 搭橋血管的耐用度有限 |
| 支架手術 | • 不需全身麻醉<br>• 併發症風險比搭橋手術少<br>• 效果如何即時知道<br>• 康復時間短 | • 輻射量大<br>• 手術成功率視乎醫生臨床經驗<br>• 血管太彎曲不能放支架<br>• 如血管完全堵塞，支架手術成功率不高<br>• 支架手術後要服用抗血小板藥。副作用是嚴重流血。服用時間愈長風險愈大 |
| 側支血管 | • 不用動手術<br>• 沒有併發症 | • 需要經常運動 |

*恢復血液循環通暢方法的優點和缺點*

由此可見，近年醫學進步帶給人類不同的方法去面對心臟病發作，從急救特效藥到搭橋和支架手術，這些科技使心臟病死亡率逐漸下降。但每種方法都有它效能上的利弊，使用上的限制和併發症的風險。有時因種種原因這些方法都不能使用於患者身上時，還是要靠患者自己的體質和自癒能力來逃避這心臟病死劫，可見健康時好好保養身體是何等重要。

# 小結

本章討論了以下重點：

1. 心臟病是人類的頭號敵人。
2. 心臟病發作時不要以為沒有心絞痛就不是心臟病發作，不要耽誤時間和不要延誤診療時效。
3. 血栓溶解劑能溶解冠狀動脈內的血塊，使心臟病停止，但要病發六小時之內輸藥才有效，並有腦充血及胃出血等嚴重流血的風險。
4. 恢復血液流通的方法包括搭橋手術，支架手術和側支血管。各有利弊，選擇何法視個人情況而定。

# 註釋


1. The 10 Leading Causes of Death in the World, 2000 and 2012. Updated May 2014. Media Center, World Health Organization, Geneva.
2. Center for Disease Control and Prevention. Prevalence of Coronary Artery Disease--United States--2006-2010, Mortality and Morbidity Weekly Report, October 14, 2011/ 60(40); 1377-81
3. Dariush Mozaffarian, Emelia J. Benjamin, Alan D. Go, et al, Heart Disease and Stroke Statistics--2015 Update: A Report from the American Heart Association. *Circulation,* 2015; 131:e29-3224.
4. Hu SS et al, Outline of the report on Cardiovascular Disease in China, 2010: A Report from National Center for Cardiovascular Disease, China, *Biomedical and Environmental Sciences*, 2012;25(3):251-256 China, *Biomedical and Environmental Sciences*, 2012;25(3):251-256

# 第四章　　向心臟病宣戰

# 第五章

# 預防勝於治療

毫無疑問，預防總是勝於治療。首先，預防心臟病成本總比治療平宜。第二，預防的好處遠超省錢，一旦心臟病發作，超過十份之一的患者會死亡，再好的醫生也不能保證患者可以存活。第三，無論心臟病如何輕微，病發後的心臟已跟從前不一樣，沒有任何藥物或治療方法可以將心臟完全康復至原本的功能和效率。

因此不少患者病發後被逼改變或辭去他們的工作，甚至他們喜歡的戶外活動和社交也受限制，因為他們的體能已今非昔比。這些後遺症往往影響患者的心理、人際關係和家庭的和諧，甚至導致有抑鬱症的傾向。因此預防心臟病是不容忽視的。

**一旦心臟病發作，超過十份之一的患者會死亡，再好的醫生也不能保證患者可以存活。再者，病發後的心臟已跟從前不一樣，沒有任何藥物或治療方法可以將心臟完全康復至原本的功能和效率。**

一般來說，預防疾病有兩種策略：及早診斷和改善危險因素。冠心病也是一樣，如果能使用可靠的方法，在心臟病未發前及早診斷冠心病，對症下藥和採取其他適當的治療，便可以避免心臟病發作和做成損害。假如沒有可靠的及早診斷之法，改變心臟危險因素便是非常重要的策略。

# 及早診斷冠心病

最理想的冠心病診斷方法應當具備兩個條件：

1）檢查結果不正常能準確地診斷患者有冠心病，
2）檢查結果正常能準確地診斷患者沒有冠心病。

兩者加起來決定檢查方法的準確性。通常診斷冠心病有以下幾種方法，它們是否最理想的篩查冠心病之法有待以下分析：

## 心電圖

心電圖紀錄心臟的電流。它顯示心跳的快慢和節奏，及心房或心室是否肥大，有時會顯示心臟肌肉是否缺氧或因心臟病發引起的肌肉梗死。但用心電圖來確定患者是否有冠心病的準確度非常低。很多冠心病患者的心電圖完全正常，又有很多患者雖然心電圖異常，却沒有顯著的冠心病。再者，即使患者的心電圖異常，也不能用心電圖來確定冠心病的正確位置和嚴重程度。所以，心電圖雖然能提供其他有用的臨床資料，幫助醫生照顧患者，但不宜用來篩查冠心病。

## 抽血檢驗

有三種抽血檢驗被用來篩查冠心病：

1. **評估心臟病風險：** Lp(a)，ApoA1，Homocysteine 水平通常用於篩查心臟病的風險，但它們與冠心病的存在和嚴重程度沒有直接關聯，因為疾病的風險不一定等於疾病的存在。此外，沒有研究證實降低這些分子的水平會降低心臟病的風險。因此，篩查心臟病風險的抽血檢驗並非理想的及早診斷冠心病之法。許多患者，基於其心臟病史或心臟危險因素，已知道有心臟病的風險，但仍然要求進行這些抽血檢驗, 浪費了寶貴的資源。

2. **評估心臟壓力：**BNP 水平通常用於這類篩查。它是右心房的血壓增加時心肌細胞分泌出來的蛋白質。有些冠心病患者的 BNP 比平常人高，但也有冠心病患者的 BNP 是正常的。其他情況，甚至食物中鹽份的多寡，也會影響 BNP 的水平。

3. **評估慢性發炎：**CRP 水平通常用於這類篩查。它是身體有慢性發炎時血液能測試出來的蛋白質。有些冠心病患者的 CRP 比平常人高，但也有冠心病患者的 CRP 是正常的。其他的慢性發炎如風濕性關節炎、結腸炎、狼瘡、甚至細菌或病毒感染也會引起 CRP 增高。

到目前為止，沒有更好的抽血檢驗可用來確定患者是否有冠心病。因此，美國心臟協會不建議用抽血檢驗來篩查冠心病。

## 平板運動檢查
(treadmill exercise testing)

平板運動檢查，又稱運動心電圖檢查，是患者按規定在跑步機上運動，醫護人員每分鐘記錄患者運動時的生理反應：如運動時間多長、心跳多快、血壓多高、運動會否導致心絞痛、心律及心電圖異常等。正常人運動時間長，心率和血壓隨運動而增加，沒有心絞痛，心律和心電圖没有異常。如患者有顯著的冠心病，他的運動時間短，心率或血壓下降，可能有心絞痛，心律失常或心電圖異常，顯示心臟肌肉缺氧。所以從患者的生理反應可以估計冠心病的可能性。

但平板運動檢查的準確率只有百分之七十五，即每四名患者進行檢查，有一名患者的診斷不正確。因此，如檢查結果不正常，或檢查結果正常但患者活動時仍有呼吸困難或心絞痛症狀，必須作進一步檢查。

## 核子掃描

(nuclear scan)

核子掃描是用放射性元素注入靜脈，隨著血液循環流至冠狀動脈，被心肌細胞吸收。如患者沒有冠心病，心臟每一部份的吸收量均勻一致，掃描會顯示一個完整的心臟影像。如冠狀動脈某處阻塞超過百分之七十五，該範圍心肌細胞的吸收量會相對減少，掃描便會顯示一個不完整的心臟影像。若患者在平板運動前和運動後也作核子掃描，然後比較運動前和後的心臟影像，不完整的心臟影像更易顯示。

因此，從核子掃描的心臟影像可診斷病人是否有顯著的冠心病，但較輕微的冠心病是可能不會顯示出來。核子掃描診斷冠心病的準確率約百分之八十五至九十，就是每十名患者進行核子掃描，有一至二名的診斷是不正確的。核子掃描的另一個缺點是放射性元素輻射，累積體內會影響健康。

## 運動超聲心動圖
(exercise or stress echocardiography)

運動超聲心動圖又稱負荷超聲心動圖，是用超聲波來顯示心臟影像的一種檢查方法。如果患者沒有冠心病，運動時心臟每一部份的收縮都强而有力。如冠狀動脈某一處阻塞，該範圍的收縮會比其他部份弱。所以從超聲波掃描的心臟影像可以診斷患者是否有顯著的冠心病，但像核子掃描一樣，輕微的冠心病也是看不出來的。超聲心動圖沒有輻射，其診斷準確率和核子掃描相仿，但準確率很視乎技術員和醫生的臨床經驗。

## 心臟電腦斷層掃描
(cardiac CT)

核子掃描和超聲心動圖只能顯示心臟的某些部分有問題，因心臟不停跳動和呼吸的影響，細小的冠狀動脈不能清楚顯示，但心臟電腦斷層掃描，又稱心臟電腦照影，解決了這技術上的問題。近年來心臟電腦斷層科技不斷發展，心臟影像經過電腦綜合分析和重整圖片，可以清晰顯示冠狀動脈。

心臟電腦斷層掃描已被廣泛地用於評估心臟病的風險。最常見的是通過冠狀動脈鈣化積分（coronary artery calcium score）來估計冠心病可能性，檢查結果可幫助醫生説服有心臟危險因素的人更注意保養身體，以便預防心臟病的發生。不過，硬化斑塊不一定含鈣質，檢查結果正常不一定沒有冠心病。因此，單單用冠狀動脈鈣的總含量不能診斷冠心病。

更先進的心臟電腦斷層掃描能在一秒鐘內拍攝一百多張心臟影像，經過電腦綜合分析和重整圖片，不但可以清晰顯示冠狀動脈，還可以顯示冠狀動脈內的粥樣硬化斑塊，大大增加診斷準確率。到目前為止，心臟電腦斷層掃描診斷冠心病的準確率可達百分之九十五，但缺點是大量輻射，超過核子掃描的輻射量！輻射累積體內會影響健康。

## 心臟核磁共振掃描
(cardiac MRI)

心臟核磁共振掃描又稱心臟核磁共振照影，像心臟電腦斷層掃描一樣，先進的心臟核磁共振掃描能顯示冠狀動脈及其內的粥樣硬化斑塊，診斷冠心病的準確率也和心臟電腦斷層掃描相仿，約百分之九十五。磁力共振掃描沒有輻射，但患者的心跳要緩慢，心律要正常，而且掃描時要絲毫不動地躺著。有時醫生要通過靜脈注射心臟藥和鎮靜劑來減慢心跳和鎮靜患者，其風險是對藥物的不良反應，包括心跳或呼吸太慢或停頓。

## 心導管檢查
(cardiac catheterization)

心導管檢查是診斷冠心病最可靠的方法。像支架手術一樣，檢查時一條又細又長的心導管先插入手臂或大腿的動脈，在 X 光監察下把導管部署在冠狀動脈的起點，然後注入顯影劑，並拍攝影像。冠狀動脈的狹窄部位和程度便能一目了然，診斷冠心病的準確率接近百份之百。

| 方法 | 優點 | 缺點 |
|---|---|---|
| 心電圖 | • 顯示心跳快慢和節奏<br>• 診斷心房或心室肥大、心臟肌肉曾梗死或缺氧 | • 準確度非常低<br>• 無法顯示毛病的正確位置和嚴重程度 |
| 抽血檢驗 | • 測試是否有慢性發炎的心臟危險因素 | • 檢驗結果正常不一定沒有，異常不一定有冠心病 |
| 平板運動檢查 | • 從患者的生理反應可以估計冠心病的可能性 | • 準確率 75% |
| 核子掃描 | • 從心臟影像可診斷患者是否有顯著的冠心病 | • 準確率約 80% 至 90%<br>• 較輕微冠心病不顯示<br>• 輻射量大 |
| 運動超聲心動圖 | • 從心臟影像可診斷患者是否有顯著的冠心病<br>• 沒有輻射 | • 準確率約 80% 至 90%<br>• 準確率很視乎技術員和醫生的臨床經驗<br>• 較輕微冠心病不顯示 |
| 心臟電腦照影 | • 顯示冠狀動脈 | • 準確率約 95%<br>• 輻射量很大 |
| 核磁共振照影 | • 顯示冠狀動脈<br>• 沒有輻射 | • 準確率約 95%<br>• 需用藥物的不良反應包括心跳或呼吸太慢或停頓 |
| 心導管檢查 | • 冠狀動脈狹窄部位和程度一目了然<br>• 準確率接近 100% | • 是侵入性檢查，有中風、心臟病發作、心律失常、腎衰竭、大量流血風險<br>• 輻射量非常大 |

*診斷冠心病的方法*

但心導管檢查是侵入性檢查，其風險包括中風，心臟病發作，心律失常，腎功能衰竭，大量流血等嚴重併發症。因此心導管檢查不適宜廣泛地用來篩查冠心病，但如果患者有顯著的症狀，或其他檢查結果很不正常,便值得冒這些風險去證實冠狀動脈是否狹窄。如有冠心病，心導管檢查可顯示冠心病的正確位置和嚴重程度，幫助醫生決定最適當的治療。

從以上分析可以理解醫生其實沒有一個最可靠、最安全的檢查方法去診斷患者是否有早期冠心病。無論如何，除非患者刻意改變自己的心臟危險因素，即使再精密的檢查也無法預防冠心病發生，因為檢查發現有冠心病的時候，冠心病已經相當顯著了。因此，改變心臟危險因素是目前最重要的預防策略。

# 改變心臟危險因素

## 遺傳很重要

遺傳是一個很顯著的心臟危險因素，如家人患心臟病，本人患冠心病的可能性會比平常人高好幾倍。但遺傳因子的表達因人而異，頗多家人有心臟病的患者，他們可以完全避免心臟病發作，正如很多家人沒有心臟病自己也會患心臟病一樣。

**除非患者刻意改變自己的心臟危險因素，即使再精密的檢查也無法預防冠心病發生，因為檢查出來有冠心病的時候，冠心病已經相當顯著了。**

在美國公共衛生圈子中有一句發人深省的話，說：“Heredity loads the gun. Lifestyle pulls the trigger.” 翻譯出來是「遺傳因子裝子彈，生活形態扣扳機」。也就是說：遺傳雖然使人較容易患上某種疾病，但我們不必成為受害者，生活形態的選擇可決定我們的健康命運。因此別以為遺傳因子不能改變而自暴自棄，更應該加倍注意健康，作定期檢查，有病醫病，無病保健，小心飲食，經常運動，刻意維持健康的生活方式，才能扭轉自己的健康命運。

## 生活形態更重要

除了遺傳因子之外，其他心臟危險因素包括潛伏的感染、糖尿病、高血壓、高膽固醇、吸煙、喝酒、肥胖和 A 型性格。前四者是疾病，後四者是不良的生活形態，而且它們有一個很特殊的關係：前四者（疾病）的危險因素也是後四者（不良生活形態）。可想而知，後四者（不良生活形態）是更重要的心臟危險因素。

**「遺傳因子裝子彈，生活形態扣扳機。」也就是說：遺傳雖然使我們較容易患上某種疾病，但我們不必成為受害者，生活形態的選擇可以決定我們的健康命運。**

因此，若要改變心臟危險因素，除了預防這些疾病性的危險因素（潛伏的感染、糖尿病、高血壓、高膽固醇）之外，更重要的是改善不良的生活形態（吸煙、喝酒、肥胖和 A 型性格）。例如患者有牙周病，單單用抗生素消炎是不夠的，更重要的是保持日常口腔衛生。又如高血壓患者，單單用血壓藥控制血壓不夠，還要戒煙戒酒、少糖少鹽、少喝咖啡、減緩生活壓力等。所以要改變心臟危險因素，不能完全倚賴醫生，更要緊的是患者本人的努力，刻意戒除壞習慣，長期維持健康的生活形態，方能預防冠心病的發生。

甚麼才算是健康的生活形態呢？其實聖經在這方面已有多方教導，下一章會有詳細分析。

# 小結

本章討論了以下重點：

1. 預防疾病有兩種策略：及早診斷和改善危險因素。
2. 及早診斷冠心病的方法包括心電圖、抽血檢驗、平板運動檢查、核子掃描、運動超聲心動圖、心臟電腦掃描、核磁共振掃描和心導管檢查。它們各有優點和缺點，選擇哪種方法視個人情況而定。
3. 遺傳雖然使我們較容易得某種疾病，但我們不需成為受害者，生活方式的選擇可以決定我們的健康命運。
4. 若要改變心臟危險因素，除了預防這些疾病（潛伏的感染、糖尿病、高血壓、高膽固醇）之外，更重要的是改善不良的生活形態（吸煙、喝酒、肥胖和A型性格）。

# 註釋

1. 本段引述各檢查準確率乃根據作者臨床經驗统計。

# 第六章

# 祖傳養心之道

箴言 4 章 23 節如此說：「你要保守你心，勝過保守一切，因為一生的果效，是由心發出。」從原文可以發現其中深刻的意義。原來希伯來文的 “心” 字有心臟、心思和心靈三個含意，說明了一個很重要的原則：有效的養心計劃一定要心臟，心思和心靈三方面並重，才會有強健的心臟，才會有健康的身體。這一全人健康的原則在聖經上已再三強調。

# 健康的心臟

## 一. 個人衛生

*入口的不能污穢人、出口的乃能污穢人。*
*（馬太福音 15 章 11 節和合本）*

既然潛伏感染是心臟危險因素之一（請參閱第三章），便應盡可能防止它。其中最容易被忽略的潛伏感染是牙周病。上述經文談到出口傷人的弊病，其實也指出口腔是身體一個不潔淨的部分。臨床醫療經驗證實口腔細菌能做成嚴重的感染。如有慢性牙齦炎（gingivitis），牙周邊緣會有微小的牙菌膜，裡面有無數細菌潛伏。細菌長期積聚做成牙周病（periodontal disease），牙周組織會與牙根分離，最終牙齒會鬆動和脫落。但更嚴重的問題是細菌會進入牙周的毛細血管，然後通過血液循環到冠狀動脈。一旦黏在血管的內皮便會做成內皮損傷，引起動脈粥樣硬化，最後導致冠心病和心臟病發作。

**有效的養心計劃一定要心臟，心思和心靈三方面並重，才會有強健的心臟和健康的身體。**

因此，儘早開始養成良好的口腔衛生習慣。包括每天至少兩次刷牙（早上和睡前），如能每頓飯後刷牙更好，並且每天至少一次使用牙線。此外，至少每六個月由牙醫或牙齒衛生員清潔牙齒。如因某種原因易患牙周病者，看牙醫的次數應更頻密。

# 二. 飲食

## 1. 不受飲食的轄制

*"凡事我都可行，但不都有益處。凡事我都可行，但無論那一件，我總不受他的轄制。"*
*(哥林多前書 6 章 12 節和合本)*

上述經文也適用於飲食方面的教導。飲食文化是中國人的特色，重要的節日、喜慶、交際應酬、甚至業務交易，都離不開飲宴。津津有味的食物確實帶來快感、享受、滿足和美好的回憶，美味佳餚卻令人難以自制。但自制是成功人士性格特徵之一，不被自己慾望掌握可以使人取回命運（包括健康）的控制權。當決定吃什麼時，應特別留意進食份量、飲食均衡和食品安全。

**飲食不宜過量**

大部份人雖然沒有暴飲暴食，但每天所吸收的營養和熱量很容易超過身體所能消耗。多餘的熱量積累體內會做成肥胖，長此下去肥胖會導致各種疾病。所以，美味佳餚雖然好，却絕不能受它的牽制，要恰到好處，適可而止，八分飽便好。束緊腰帶，餐前先喝一杯水和慢慢咀嚼可讓你較易有飽感。

**飲食需要均衡**

均衡的飲食可以幫助身體機能正常化，減少各種疾病風險，因為每一類食品，無論是蔬菜、水果、穀物、肉類或奶類食品，都具有一些身體需要的微量營養素，一樣都不能或缺，若是長期不足會引起各種疾病。

中國人注重飲食養生，但互聯網和媒體不單没有推動均衡飲食的概念，而且在飲食養生方面的報導和講座常偏重於某些食物對減肥或某些疾病有幫助，某些食物對身體有損。這些資料可以拿來參考，但不可受它們牽制。當偏重某種食物時，飲食便不能均衡。長此下去，會有微量營養素不足的風險。所以不吃肉者要吃豆類食品和補充維生素，用低澱粉飲食方法減肥者要吃五穀粗糧和補充維生素。

另外，維生素雖然好，也不要過量。例如維生素 A 過多會引起腎虛和神經系統毛病，維生素 D 過多會引起腎衰竭，維生素 E 過多會引起腦充血等等。均衡飲食才是養心的首要原則。

**飲食必須安全**

近年食物安全問題令人擔憂。有些國家，餐廳用過的食油回收、過濾、淨化、包裝、再重新在市場售賣。問題是淨化過程所用的化學物不能完全從油中抽出，長期攝入這些化學物可能對身體有害。

在美國也不例外，大部份的油、鹽、糖、香料等都用化學物提煉，微量化學物留在食料中確實難以避免。此外，幾乎所有加工食品和罐頭食品都含人工色素、調味料、防腐劑及其他化學物，很多蔬菜水果都含農藥。雖然政府監管機構已批准使用這些化學物品，並鑑定這些物品在食品中的份量是在安全範圍之內，但它們都是自由基，長期吸收會危害健康。

**當偏向某種食物時，飲食便不能均衡。長此下去，會有微量營養素不足的風險。**

還有一些轉基因食品（GMO food），對人體影響仍未鑒定，便以廉價充斥市面。根據美國非轉基因計劃組織的調查報告，百份之八十的加工食品含有轉基因食品成份。[1] 因此，為了減低這些食品對健康的影響，應盡量避免吃加工食品，盡可能吃有機食品（organic food）和非轉基因食品（non-GMO food）。

另外，不要經常在餐廳酒樓用膳。它們為了減低成本，不會考慮使用有機食品或非轉基因食品。不但如此，為了招徠顧客，它們的菜式總偏於高熱量、高脂肪、多鹽和多糖，造成肥胖人口與日俱增。所以，為了健康和安全起見，不要經常在餐廳酒樓用膳。

## 2. 少喝酒、少吃肉、少糖、鹽和脂肪

*"好飲酒的，好吃肉的，不要與他們來往。*
*因為好酒貪食的，必致貧窮。"*
*(箴言 23 章 20-21 節和合本)*

### 酒精

本書第三章提到，過多的酒精在體內會觸發一連串的化學作用而產生自由基，經常喝酒會導致肥胖、高血壓、糖尿病等心臟危險因素，所以對心臟不好。酒精過量會導致胰島炎、肝炎、肝硬化、腦充血、心臟衰竭、惡性心律不整而死亡等嚴重疾病。女士的體質與男士不同，更容易受到酒精的損害。因此，為了避免酒精帶來對身體的損害，如無喝酒習慣不要開始喝酒。如要喝酒，絕對不能過量，每天不超過一杯。一杯酒的份量是啤酒十二安士(360 毫升)，或葡萄酒五安士(150 毫升)，或烈酒一安士半(45 毫升)。

**葷食**

肉類也是一樣，吃肉類太多對身體有損。原因是肉類含蛋白質、脂肪和膽固醇。在消化過程中蛋白質產生氨基酸、氨和酮，脂肪產生脂肪酸和甘油三酯，膽固醇產生低密度脂蛋白和膽固醇碎片，這些都是酸性物質或自由基。當這些物質不能及時被中和，過量累積在體內會損害健康的細胞，導致種種慢性疾病，包括各種癌症和心臟毛病。

不但如此，肉類消化過程中產生的氨會影響腦部運作。酮會使人有飽感，因而相對的少吃瓜菜水果。因此，長期偏食肉類不單影響精神警覺，並造成礦物質不平衡和抗氧化劑、維生素、膳食纖維等不足，最後導致骨質疏鬆，腎結石和膽結石等疾病。常言道：「健康就是財富」。意思是：沒有健康就沒有財富。難怪上述經文說：“好酒貪食的必致貧窮”。

**糖、鹽和脂肪**

在家中做飯，不僅要考慮食物的營養和質量，還要注意鹽和糖的用量及烹調油的選擇。長期食用高脂肪、多鹽和多糖的食物會導致高血壓、膽固醇過高、過度肥胖、胰島素失效，糖尿病及種種慢性疾病，包括腎臟、肝臟和心臟的毛病，甚至癌症。所以要儘量避免肥肉、皮、內臟、罐頭食品、加工食品、全脂牛奶、奶酪、冰淇淋、蛋糕和其他甜品。如果一定要吃甜品，同時吃些高纖維蛋白質的食品，這樣可減緩糖份的吸收, 有助於減低肥胖、糖尿病和心臟病的風險。

至於烹調油，避免使用人造奶油，因它全是反式脂肪，不單會增加壞膽固醇（低密度脂蛋白），還會降低好膽固醇（高密度脂蛋白）水平，故不應使用。

牛油和其他動物油也盡量少用，因含大量飽和脂肪，會增加壞膽固醇水平。

通常植物油較健康。所有植物油都含某一份量的飽和、多不飽和和單不飽和脂肪。飽和脂肪會增加壞膽固醇水平，而多不飽和脂肪剛好相反，它會降低壞膽固醇水平。但多不飽和脂肪分子結構不穩定，過量累積體內對健康細胞有損。單不飽和脂肪較好，它的分子結構穩定，又能降低壞膽固醇水平。

含豐富單不飽和脂肪的植物油包括橄欖、牛油果和花生油，最適宜日常使用。值得一提的是：食油如何提煉決定它的安全性。用化學方法提煉的食油可能不太安全，因為淨化過程所用的化學物不能完全從油中抽出，長期攝入這些化學物可能對身體有害。所以儘可能用冷壓榨取的食油，如特級橄欖油或牛油果油等。

**肉類在消化過程中產生酸性物質和自由基，若不能及時被中和，會損害健康細胞，導致種種慢性疾病包括癌症和心臟毛病。**

## 3.　多吃五穀、瓜菜、水果

*"神說、看哪、我將遍地上一切結種子的菜蔬、和一切樹上所結有核的果子、全賜給你們作食物。"*
*(創世記 1 章 29 節和合本)*

*"你要取小麥、大麥、豆子、紅豆、小米、粗麥、裝在一個器皿中、用以為自己作餅。"*
*(以西結書 4 章 9 節和合本)*

*“請你試試僕人十天，容我們只吃素菜、喝清水......過了十天，見他們的容貌比所有享用王的佳餚的年輕人更加俊美健壯。”（但以理書 1 章 12-15 節新譯本）*

以上經文記載，從亞當到挪亜時代，人人都是吃素的，而且他們的壽命都很長。在巴比倫時代上帝指示以西結先知用五穀和豆來作餅，每天只吃此餅和喝清水。如此簡單的食物，竟能維持他的生命一年多之久。當巴比倫征服了猶大，年輕的但以理和他三個朋友被擄，帶到巴比倫，然後被選入宮，學習巴比倫的語言和生活方式，以便在宮殿侍候。在宮內他們不沾佳餚美酒，單吃素菜和喝清水，十天後證明吃素菜喝清水比吃宮廷的膳食更健康。明顯地，以植物為主的飲食一定有其獨特之處。

五穀雜糧和瓜菜水果成為人類的主食實非偶然，因為這些食物有豐富的能量和營養，能夠提供人體所有必要氨基酸和其他營養。而且很多藥物都是從五穀雜糧和瓜菜水果提煉出來的，證明這些食物有保健和治療的功能。近年來營養學家不斷發現，五穀雜糧和瓜菜水果所含豐富的營養對心臟有極大的幫助。例如:

- 抗氧化劑能中和自由基，促進排毒作用，保護血管內皮不受破損。
- 單不飽和脂肪酸能降低壞膽固醇（LDL）水平。
- 維生素能使心肌壯健。
- 礦物質能保持心律正常。
- 膳食纖維（dietary fibers）纏住食物初步消化後的殘渣和毒素，直接排出體外。
- 膳食纖維還可減少膽固醇的吸收，並減緩糖份的攝取，避免血糖迅速上升。

這些營養不僅能促進心臟健康，更能增強免疫系統，腦部神經和胰島素的功能，並有防癌、排毒、減肥等功效，這些都對心臟有利。因此，每天食物應該五分之四是五穀雜糧和瓜菜水果，五分之一是肉和奶類。

**五穀雜糧、瓜菜和水果所含豐富的營養不僅促進心臟健康，更能增強免疫系統，腦部神經和胰島素的功能，並有防癌、排毒、瘦身等功效，這些都對心臟有利。**

温馨提示：糖尿病患者不宜吃糖份高的水果，因為一下子攝入大量糖份會使血糖失控。還有，不同的五穀雜糧有不同含量的澱粉質和膳食纖維。白米、麵條、馬鈴薯、芋頭等食物的澱粉含量高，纖維含量低。澱粉消化後會成為葡萄糖，而消耗不完的葡萄糖會變成三酸甘油酯，貯存在腹部的脂肪組織內，長期會導致過度肥胖。所以建議少吃白米、麵條、馬鈴薯和芋頭，多吃糙米、小米、全麥、大麥、燕麥和其他低澱粉、高纖維的雜糧。

## 三. 運動

*“操練身體，益處還少；惟獨敬虔，*
*凡事都有益處，因有今生和來生的應許。”*
*（提摩太前書 4 章 8 節和合本）*

英文聖經新國際版（NIV）把上述第一句經文譯成“Physical training is of some value”，意思是 “操練身體有些益處”。在保羅的書信中，有多處用運動來解釋基督徒追求成聖的精神和態度，可見自古以來人們對運動的重視。一部精心設計的機器，不經常操作便開始生銹。人體也是一樣，留醫患者卧床幾天後便開始疲累、頭暈、四肢無力、關節活動範圍縮小，甚至一般健康之人也不例外。

常言道："It's all going downhill after 40"意思是"四十歲後每況愈下"。真的，如果沒有經常運動，肌力便開始減弱，肌肉逐漸萎縮，並被脂肪組織取而代之。研究發現身體康健但不經常運動的人，其肌力隨年齡而衰退，肌力降低率平均約每年百份之二。也就是說，若四十歲後便不經常運動，到九十歲時差不多全部肌力便會消失了。[2]

不經常運動不僅造成肌肉萎縮，且會影響骨骼、關節、內分泌、循環、神經及免疫系統的健康。長期缺乏運動會導致各種慢性病，包括骨質疏鬆症、關節炎、糖尿病、過度肥胖、高血壓、心臟病、憂鬱症、甚至癌症。反之，經常運動不單對減肥、睡眠、血液循環、呼吸、消化、排泄、和腦部功能都有幫助，對心臟更有益處，因為經常運動會降低血壓、血糖和壞膽固醇，並增加好膽固醇，因而減少心臟病的風險。另外，本書第四章提到，經常運動使冠狀動脈生長側支血管，萬一有心臟病時也能保持血液流通，減少心臟病造成的損害。

知道運動的益處和缺乏運動的害處是一回事，能否保持經常運動又是另一回事。人的本性就是這樣。若要排除障礙，充份獲取運動的益處，必須好像聖經所說：「攻克己身，叫身服我」。[3] 因此養成經常運動的習慣很重要，跟朋友或帶著小狗一起運動較易養成習慣。

美國疾病控制及預防中心建議，每週應最少有兩個半小時作中強度的帶氧運動，並要動用全身的主要肌肉如四肢、胸、腹、和背部的肌肉。所以，每週六天、每天要作二十五分鐘快步行走（約每小時二英里半或四公里的速度）。當然，能運動更長時間效果更佳，但每週應休息一天，讓身體有適當的調整。為甚麼需要休息呢？

## 四. 休息

*“你們要休息，要知道我是神。”*
*(詩篇 46 章 10 節和合本)*

*“六日要工作，但第七日是完全休歇的安息日。”*
*(利未記 23 章 3 節新譯本)*

上述第一句經文的「休息」在希伯來原文有“完全安靜下來，絲毫不動” 的含意。休息有好幾方面：夜間睡眠、日間小息和每週憩息。

**夜間睡眠**

首先, 有許多重要的生理功能在睡眠過程中進行，其中包括：補充氧份, 鞏固記憶, 修復肌肉, 分泌激素 (特別是生長激素和性激素), 釋放腫瘤壞死因子TNF（tumor necrosis factor），能消滅癌細胞。因此睡眠充足與否會影響一個人的外表和內心、思想和行動。睡眠充足會令人精神充沛、思想靈活、動作敏捷、工作效率高。反之，睡眠不足會令人疲乏無力、腦部運作遲緩、新陳代謝減緩、抵抗力下降和筋肌易受傷。長期睡眠不足會導致容易肥胖、容易受傷、容易感染和三高（血壓、血脂、血糖高）。最近研究更發現睡眠不足者（每天睡眠六小時或以下）患大腸癌的風險比普通人高百份之五十。[4]

同樣，心臟需要睡眠來補充氧份，舒張血管，調節心律，修復心肌功能。睡眠不足不但影響心肌功能和心律的正常度，三高（血壓、血脂、血糖高）更是三重心臟危險的因素，長期睡眠不足會大大增加心臟病發作風險。很多心臟病患者每天睡眠不足七小時。

漆黑和安靜的環境、舒適的床和平靜的心，可促進睡眠。如睡眠欠佳，睡前可服三毫克的褪黑激素（melantonin）。安眠藥抑制深度睡眠，故不宜使用。

**日間小息**

心臟跟其他器官不同，睡眠時也不能停止運作。所以除了充足睡眠之外，還要日間小息。不停的工作壓力使腎上腺激素偏高，長期偏高會增加高血壓和心臟病風險，所以更需日間小息，調劑生活節奏。可能的話，最好工作時每小時小息五分鐘：閉上眼睛，放鬆肌肉，慢慢地深呼吸，可使心跳減緩，血管舒張，血壓稍降，調整心臟負荷，對心臟功能和心律頗有好處。

**許多重要的生理功能，如補充氧份，鞏固記憶，修復肌肉，分泌激素釋放腫瘤壞死因子等，都在睡眠過程中進行。**

**每週憩息**

聖經強調工作六天要休息一天，其實也有其醫學上的理由。運動員教練們都知道，每週運動六天的效果比每週運動七天更好。原因是每天運動或過度運動使乳酸（lactic acid）累積在肌肉內，肌肉便會疲累酸痛和容易受傷。所以，每週一天休息能幫助肌肉排除乳酸、修復、自癒和更新。心臟肌肉也是如此，每週憩息讓心臟肌肉更新，並藉此機會放下工作擔子，做些輕鬆的活動，俾能調理身心，促進心臟的健康。

| 注意事項 | 原因 |
|---|---|
| **個人衛生** | • 牙周細菌會進入冠狀動脈，與血管內皮發生化學作用會做成內皮損傷 |
| **不受飲食的轄制** | • 飲食不宜過量，需要均衡，必須安全 |
| **少喝酒<br>少吃肉<br>少脂肪<br>糖和鹽** | • 酒精會觸發一連串的化學作用而產生自由基<br>• 肉類在消化過程中產生酸性物質和自由基<br>• 多吃葷造成抗氧化劑、維生素及膳食纖維不足和礦物質不平衡<br>• 高脂肪、鹽和糖的飲食會導致肥胖和三高 |
| **多吃五穀瓜菜水果** | 五穀、瓜菜、水果含大量<br>• 抗氧化劑，能中和自由基，促進排毒作用，保護血管內皮不受破損<br>• 單不飽和脂肪酸，能降低壞膽固醇水平<br>• 維生素，能使心肌壯健<br>• 礦物質，能保持心律正常<br>• 膳食纖維，能纏住食物初步消化後的殘渣和毒素，還可減少膽固醇的吸收，並減緩糖份的攝取，避免血糖迅速上升 |
| **多作運動** | • 不經常運動造成肌肉萎縮，影響骨骼、內分泌、循環、神經及免疫系統的健康<br>• 經常運動降低血壓、血糖和壞膽固醇水平、增加好膽固醇水平、促進心臟側支血管生長 |
| **多休息** | • 長期睡眠不足會導致肥胖、易感染和三高<br>• 小息使心跳減緩、血管舒張、降低血壓<br>• 每週憩息一天能能調理身心，促進心臟健康 |

*促進心臟健康應注意的事項及其原因*

# 健康的心思

## 一.　懂得如何面對壓力

*“心裡平靜，可使身體健康。”*
*(箴言 14 章 30 節新譯本)*

壓力是日常生活中一種正常反應。當壓力來臨，大腦會意識到有威脅來到，身體便會本能地釋放腎上腺素（adrenaline），讓人幾乎立時可以作出强烈的“戰鬥或逃跑反應”（fight-or-flight response）。一旦威脅消失，心境平靜後，腎上腺素水平會回復正常。但是長期壓力會導致腎上腺素偏高，造成血壓高、心跳快、血管狹窄、血液濃稠。一旦血液凝結，血塊會阻塞血管，便會有中風和心臟病發作風險。如此看來，承受壓力等於慢性自殺。可想而知，懂得如何面對壓力，使心境平靜對心臟健康是何等重要。

### 壓力的來源

壓力的來源可分為三方面：自己、事情和別人。有時壓力來自單方面，但有時壓力是雙重或三重的。

- 源於自己的壓力往往是潛意識的。例如有人童年家境貧困，被人冷落，使他立志要出人頭地，別再遭人輕看。於是不惜一切，拚命往上爬。可惜名利是沒有上限的，縱然名和利都有了，自己給自己的壓力却絲毫未減。又如完美主義者，常用自己的標準來衡量別人，總是不滿意別人所做，凡事都要親力親為，無形中加給自己很多壓力。

- 事情引起的壓力大部份無可避免。例如職場本身便有某程度的壓力：工作量繁重、技術難題和時間限制等。又如突發事件引起的壓力：上班時交通意外引起堵車，公司宣佈決定裁員或合併，家人生病等等，都是突然而來，不能避免的。

- 來自別人的壓力並非本人所能控制。原因是各人都有不足之處，當兩個不完全的人生活在一起，必然會有衝突。愈是接近，衝突的機會愈大。

## 面對壓力的模式

面對壓力模式有三種：自主、依賴和安全模式。

- 自主模式的人認為自己能而他人不能。對源於自己的壓力不會察覺，面對事情引起的壓力會採取逃避或拖延去應付，面對來自別人的壓力會容易發脾氣。

- 依賴模式的人認為自己不能而他人能。對源於自己的壓力會易情緒化，面對事情引起的壓力會不知所措，面對來自別人的壓力會自悲自憐。

**長期壓力下會導致腎上腺素偏高，做成血壓高、心跳快、血管狹窄、血液濃稠，一旦血液凝結，血塊阻塞血管，便會有中風和心臟病發作的風險。**

- 唯有安全模式的人有足夠的自信心，相信自己的同時也相信別人的良好動機，能夠洞察源於自己的壓力，理智地面對事情引起的壓力，並以寬容來疏導來自別人的壓力。

## 安全模式面對壓力

壓力往往突而其來。在這關鍵時刻，如何應對十分重要，因它決定了當事人面臨壓力時的心境和人際關係。

以下五步驟有助於放下自主或依賴模式而採用安全模式的應對：

1. **Avoid　避免不必要的壓力**

   當壓力來臨時，先問自己，這壓力是 “必要” 或 “不必要” 。如壓力是不必要，要學習說 “NO” (拒絕)。避免不必要壓力的方法包括離開現場、轉移目標、調整優先次序、降低完美主義的標準等。通常，發現壓力是源於自己時可採用此法。反之，如壓力是必要的話，可考慮以下其他方法：

2. **Alter　改變壓力的強度**

   事情引起的壓力多數不能避免。 當面臨這種壓力時，一定要把事件解決，壓力才會消失。如面臨的壓力太大，一時不能把事情完全處理妥當，可考慮把問題瓜分和征服 (divide and conquer)，就是把大問題分成幾個小問題來逐一處理。每次只面對一個小問題時，壓力會比較容易應付。

3. **Adapt　適應面臨的壓力**

 若要帆船向前行，必需順風駛帆。同樣，事情引起的壓力不能避免，但可以適應。處理這種壓力的另一方法是回顧過去：過去的成功可以加强自信，過去的失敗可以引以為鑑。“前事不忘後事之師”，回顧過去能幫助適應面臨的壓力。

4. **Accept　接受不能改變的事實**

 天氣寒冷的時候，我們不能改變天氣，但可以多穿衣服禦寒。很多來自別人的壓力也是這樣，我們不能改變別人，只能調整自己。一個安全型的人會承認許多事情自己不能掌控，必須調整自己的心態、相信他人的良好動機、以寬容體諒去疏導來自別人的壓力。

5. **Adopt　培養健康的生活習慣**

 培養健康的生活方式有助於面對壓力。在飲食方面：儘量避免菸、酒、咖啡因和藥物，因為它們只會增加心、肝、腎的負荷，對應付壓力全無幫助。在生活方面：運動、小息和睡眠能增強免疫系統，讓你更能抵抗壓力對心臟的影響；藝術性的愛好，如琴棋書畫、園藝插花、室內設計等，能調節身心，減少壓力強度。

概括而言，面對壓力的關鍵是放鬆自己：任何事物都要處之泰然、化逆境為順境、化挫折為動力，為自己創造一個積極、有序、和諧的環境才是上策！

## 二. 保持樂觀的心態

*"喜樂的心、乃是良藥. 憂傷的靈、使骨枯乾。"*
*(聖經箴言 17 章 22 節和合本)*

根據本人多年臨床觀察，心情開朗、凡事樂觀的人壽命較長、患病較少。反之，憂愁焦慮、凡事悲觀的人壽命較短，患病較多。憂鬱症患者抵抗力弱和腎上腺素高，故多患感染、糖尿、腎虧、風濕、骨質疏鬆（上述之「使骨枯乾」）、心臟病、中風、甚至癌症。最近醫學研究證實，如患者家人有冠心病，患者本人冠心病的風險是普通人四倍。但如開朗樂觀，風險可降至普通人的一半。[5]

由此可見，情緒會影響身體功能。不要讓負面情緒奪走健康，凡事樂觀，把半杯水看成半滿或半空是個人的選擇。如經常疲憊，沒精打采，不能集中精神，失眠或睡眠過度，食慾不振或暴飲暴食，有無助和絕望之感，甚至有自殺念頭，則可能是患上憂鬱症。從輕微到嚴重，憂鬱症非常普遍。無論如何，這病症不會自行好轉，應從速就醫，對症下藥。凡事往好處想、保持幽默和樂觀態度，並注意起居飲食，培養興趣和愛好，多運動，多交樂觀的朋友，這些方法對憂鬱症的復元和避免舊病復發都有幫助。

**面對壓力的關鍵是放鬆自己：任何事物都要處之泰然、化逆境為順境、化挫折為動力，為自己創造一個積極、有序、和諧的環境才是上策！**

## 三. 建立良好的支持系統

*"看哪、弟兄和睦共處，是多麼的善，多麼的美。"*
*(聖經詩篇 133 篇 1 節新譯本)*

自古以來，人類過着群體生活。群聚而居者建立支持系統，大家守望相助，患難相扶，生活安全、充實而有意義。反之，離群獨處者沒有支持系統，過着孤單寂寞的生活，不但枯燥乏味，連心臟病風險也比普通人高，病發時留在重症監護病房的時間也較長。

一個人的支持系統包括配偶、家人和朋友。良好的支持系統對心臟有以下的好處：

**心情開朗、凡事樂觀的人壽命較長、患病較少。反之，憂愁焦慮、凡事悲觀的人壽命較短，患病較多。**

- 讓人有安全感和歸屬感：歡喜快樂時有人共享、悶悶不樂時有人可傾訴、遇到困難時有人分擔、傷心難過時有人安慰，在任何際遇中有正確的途徑去疏導情緒。
- 是一個學習與人和睦共處的安全地方：能把自己鍛鍊成為安全模式的人，有效地處理生活壓力。
- 幫助養成健康的生活習慣：如與配偶、家人或朋友一同運動、減肥、或進行其他健康計劃，其持久率比獨自進行更高。

難怪上述經文說：與人和睦共處是多麼的善、多麼的美，因為良好的支持系統對心思（善）和身體（美）都有幫助。 若要建立一個良好的支持系統，必先與他人有良好的人際關係，而所有人際關係技巧中最重要的是聆聽和肯定。

**聆聽**

聆聽是與人溝通最難學的功課。通常二人溝通，聽者一面聽，一面判斷對方所說，同時準備如何回答。這些內在干擾導致聽者沒完全收到講者要表達的訊息，因此有時會引起一些不必要的誤會。所以聖經告訴我們：「不先聆聽就回答...是他的愚妄和羞辱。」[6]

聆聽時要把自己的思想倒空，全神貫注地聆聽講者每一句話，不判斷、猜測或懷疑對方所說，然後在適當時候用自己的言語，簡單總括對方所講，讓對方知道所有重點你都聽了進去。這是一個表示了解和接納對方的好方法。如有錯漏，對方定會樂意更正，因為對方希望得到了解和接納。

**良好的支持系統對心臟有以下的好處：**

- **讓人有安全感和歸屬感，**
- **是一個學習與人和睦共處的安全地方，**
- **幫助養成健康的生活習慣。**

**肯定**

肯定是建立人際關係的捷徑。聖經箴言形容「一句話說得合宜,就像金蘋果鑲在銀的器物上」[7]：把一句說得合宜的話描述得如此貴重、漂亮、高雅、得體。同樣，一句欣賞、感激或鼓勵的話，讓對方覺得被肯定、認同和接納，不僅增加對方自信，還可以拉近與對方的距離、建立彼此信任、贏取對方合作。若要成為一個成功的肯定者，必須超越對方的短處而看到長處，超越缺點而看到優點，並用欣賞、感激和鼓勵來肯定對方。

如能兼聆聽者與肯定者於一身，便更容易與人和睦共處，彼此學習，互相幫助，共同建立一個良好的支持系統，促進心臟和心思健康。

| **注意事項** | **原因** |
|---|---|
| 懂得如何面對壓力：<br>• 避免不必要的壓力<br>• 改變壓力的強度<br>• 適應面臨的壓力<br>• 接受不能改變的事實<br>• 培養健康的生活習慣 | • 長期壓力下內心不能平靜，腎上腺素會偏高，造成血壓高、心跳快、血管狹窄、血液濃稠，一旦血液凝結，血塊阻塞血管，便會有中風和心臟病風險 |
| 保持樂觀的心態：<br>• 半杯水是半滿或半空是自己的選擇 | • 心情開朗、凡事樂觀的人壽命較長、患病機會較少<br>• 憂愁焦慮、凡事悲觀的人壽命較短、患病機會較多<br>• 憂鬱症患者的抵抗力弱、腎上腺素高，故多患感染、糖尿病、腎虧、風濕，骨質疏鬆、心臟病、中風、甚至癌症 |
| 建立良好的支持系統：<br>• 聆聽和肯定 | • 沒有群體支持者，心臟病風險較高，重病時留在重症監護病房的時間較長<br>• 良好的支持系統：<br>-讓人有安全感和歸屬感<br>-是一個學習與人和睦共處的安全地方<br>-幫助養成健康的生活習慣 |

*促進心思健康應注意的事項及其原因*

# 健康的心靈

## 一. 追求靈命長進

*"不要自以為有智慧，要敬畏耶和華，*
*遠離惡事。這必使你的身體健康。"*
*(聖經箴言 3 章 7-8 節新譯本)*

根據本人多年臨床觀察，宗教信仰虔誠者（經常參加宗教活動、每日讀經祈禱）較少患高血壓和憂鬱症，搭橋手術後的死亡率較低，甚至患重病要留在重症監護病房治療時，其康復率也較高。上述經文也提到：敬畏上帝使身體健康。原因是敬畏上帝的人單單依靠上帝，不依靠自己的聰明。他們有如下的特徵：

- 凡事尋求上帝的旨意，所以在日常生活中會作智慧的選擇：不作惡事，不參與危險的活動，或染上危害健康的生活習慣。
- 明白身體是上帝的殿，所以會注意保養身體。[8]
- 相信神凡事引導，所以遇到壓力時會積極面對。
- 有喜樂平安的心，所以會有樂觀的態度。
- 能夠愛主愛人，所以容易建立良好的支持系統。

他們的生活方式和為人處事態度令他們有更健康的心臟和心思。但信仰不僅是一個決志點，從相信上帝到敬畏祂，是一個屬靈生命成長的過程。在追求靈命成長的過程中，要有一個渴慕上帝的心，天天與祂相交，晝夜思想祂的話，遵行聖經的教導，在祂的恩典、慈愛、憐憫、操練和管教中經歷祂，才能逐漸成為一個成熟、敬畏上帝的人：信靠順服，完全交托。

## 二.　清楚人生目的

人從何處來？為甚麼來到世上？往那裡去？這都是我們必須思考的問題。上帝創造我們，甚至我們頭上有幾根頭髮祂都知道，[9] 祂一定關心我們的健康。況且我們被創造有其神聖目的，知道這目的比實現自我或追求幸福快樂更任重而道遠。祂在每人的生命中都有一個最美好的計劃，而且祂極其希望我們能夠完成祂給我們的托負。正如經上所說：「身上常常帶著耶穌的死，讓耶穌的生在我們的身上顯明。」[10] 當我們清楚知道人生目的不是為自己，乃是為主而活時，便會更刻意地保守我們心臟、心思和心靈的健康。

| **靈命長進特徵** | **靈命長進行動** | **靈命長進果效** |
|---|---|---|
| 凡事尋求神的旨意 | 作智慧的選擇 | 心臟健康 |
| 知道身體是神的殿 | 注意保養身體 | |
| 相信神凡事引導 | 積極面對壓力 | 心思健康 |
| 有喜樂平安的心 | 有樂觀的心態 | |
| 能夠愛主愛人 | 容易建立支持系統 | |
| 清楚人生目的是為主而活 | 更注意保養身體、心思和心靈 | 心臟、心思和心靈健康 |

*靈命長進的特徵、行動與果效*

由此可見，心臟、心思和心靈息息相關的。若要有健康的心臟，必須有健康的心思；若要有健康的心思，必須有健康的心靈，缺少其中任何一部份都不是完整的心臟健康。

# 小結

本章討論了以下聖經的教導：

1. 若要健康的心臟，必須多吃五穀、瓜菜和水果，少喝酒、少吃肉、少糖、鹽和脂肪，不受飲食的轄制，多作運動和多休息。
2. 若要健康的心思，必須懂得如何面對壓力，保持樂觀的心態和建立良好的支持系統。
3. 若要健康的心靈，必須追求靈命長進和清楚人生目的。
4. 心臟、心思和心靈是息息相關的。若要有健康的心臟，必須有健康的心思；若要有健康的心思，必須有健康的心靈，

# 註釋


1. Non-GMO Projects,*GMOFAQs*,www.nongmoprojects.org
2. Frontera et al., Aging of skeletal muscle: a 12-yr longitudinal study. *Journal of Applied Physiology,* 2000:88:1321-1326.
3. 哥林多前書 9 章 27 節和合本：“我是攻克己身，叫身服我。恐怕我傳福音給別人，自己反倒被棄絕了。”
4. Thompson CL, et al. Short duration of sleep increases risk of colorectal adenoma. *Cancer,* 2011;117:841–847.
5. Yanek, LR, et al. Effect of Positive Well-Being on Incidence of Symptomatic Coronary Artery Disease. *American Journal of Cardiology*, 2013 Oct 15;112(8):1120-5.
6. 箴言 18 章 13 節新譯本：“不先聆聽就回答的，這就是他的愚妄和羞辱。”
7. 箴言 25 章 11 節新譯本：“一句話説得合宜，就像金蘋果鑲在銀的器物上。”
8. 哥林多前書 6 章 19 節和合本：“豈不知你們的身子就是聖靈的殿麼。這聖靈是從　上帝而來，住在你們裡頭的。並且你們不是自己的人。”
9. 路加福音 12 章 7 節和合本：“就是你們的頭髮也都被數過了。不要懼怕，你們比許多麻雀還貴重。”
10. 哥林多後書 4 章 10 節新譯本：“ 我們身上常常帶著耶穌的死，好讓耶穌的生也在我們的身上顯明出來。”

# 第六章　祖傳養心之道

# 第七章

# 無病一身輕

# 第七章　　　　無病一身輕

生老病死是人生必經之路。本書第二章談及：從受精卵到胎兒出生,整個過程有千千萬萬次細胞分裂。每次細胞分裂前，所有基因要複製，每次複製都可能有差錯，差錯會造成殘缺。從或然率來推算，大多數人出生是應該有殘缺的，但絕大多數人出生是健康無缺的！是甚麼超然力量使我們生來沒有殘缺呢？

疾病也是一樣，一生數十載，身體新陳代謝，細胞繼續不斷分裂，每次基因複製都有差錯的可能性，在一生無數次細胞分裂中，基因複製差錯引至疾病的可能性應該很大。況且我們生活在一個不健康的環境中，加上種種原因，也沒有好好保養身體，可是除了年紀老邁時功能衰退之外，我們健康的年日遠超過生病的日子。換句話說，我們在不知不覺之下避免了很多疾病的發生或惡化。究竟是甚麼超然力量使我們避免生病呢？

# 免疫與自癒能力

## 免疫系統

首先，無菌世界並不存在。造物者既然創造天地萬物，當然也創造了細菌。再者，很多細菌不單對人體無害，反而有益。例如人體消化系統內有細菌，能幫助消化和製造維生素 K。沒有它，人體的凝血因子不能發揮作用，一旦受傷便流血不止。

不同細菌在自然環境中生存，它們互相制衡，彼此排斥，所以沒有細菌能不斷繁殖。在均衡發展情況下，細菌的攻擊力不大。人體每天接觸細菌，不一定會引起疾病。只要任何細菌不衝破制衡而不斷繁殖，身體的免疫系統會極其有效地防止細菌入侵。

免疫系統的第一道防線是皮膚、咳嗽和口鼻腔、呼吸及消化系統的黏液，它會用阻擋和排斥的方法防止細菌入侵。即使病菌成功侵入體內，人體免疫系統的第二度防線--白血球，會吞噬細菌，並分泌酵素把細菌消滅和化解。不但如此，另一種白血球更會製造抗體，讓身體認清楚此細菌來者不善，下次同類細菌再入侵時，免疫系統能發動更激烈的防禦反應，迅速把細菌消滅。所以沒必要把環境弄得一塵不染，有限度的接觸細菌，

**生老病死是人生必經之路，況且我們生活在一個不健康的環境中，也沒有好好地保養身體，疾病實在難以避免。**

其實還可以提升免疫功能。預防疫苗接種就是根據這原理。

免疫系統隨著年齡而增長、成熟、減弱和萎縮，需要保養和維護才能延緩免疫能力的老化。要維護免疫功能，身體需要各種微量元素和維生素，包括維生素 A、B、C、D、E、鋅（zinc）、硒（selenium）和適量的蛋白質、膽固醇及脂肪，因此均衡營養十分重要。除了注意飲食之外，還要經常運動、有充足的睡眠、避免煙酒、懂得如何疏導壓力和負面情緒，這些都是本書第六章所提到的養心之道, 也是不可忽略的維護免疫系統健康的原則。

## 自癒能力

除了神奇的免疫系統外，人體還有驚人的自癒能力。例如：

- 輕微出血會自行停止（除非血小板或凝血因子有問題），
- 皮膚割傷或外科手術後傷口會癒合，
- 部分肝臟割除後肝細胞和組織在割除部位會再行生長，
- 消化系統的黏膜脫落會自行修復和再生，
- 運動後肌肉總有某程度的微量撕裂，但休息後便會自動修補、復原和更新，
- 骨骼斷裂後立刻有新的骨細胞在骨折處出現，不出一、兩星期骨折處便會連接起來，然後繼續修補和重塑，幾個月後骨骼便幾乎完全回復原狀。

保守你心

心臟也有驚人的自癒能力。心臟病發作時側支血管會立時出現，幫助保持血液循環，減少血管栓塞造成的傷害。幾星期後心臟會進行結構重塑，未受損的心臟肌肉會加強收縮力，盡量維持心臟功能。這些都是人體自癒能力的例子。

既然人體有如此厲害的免疫系統和自癒能力，能幫助我們避免生病，為何世上會有病痛？

## 疾病源於違背自然規律

宇宙萬物有其自然規律，是造物者精心設計的一部份。在這規律中萬物都有一定的運作模式，使萬物共生，完美的和諧共存。例如雨水從天而降，滙成江河，流到海洋，再蒸發空中，聚積成雲，降下為雨。陽光、空氣和雨水滋潤大地，使萬物生長和繁殖，提供人類所需的飲食和營養。

既然人類是宇宙萬物中的一部份，人體也一定有其自然規律。事實告訴我們，人體功能運作最有效率是日出而作，日入而息，飲食均衡，心平氣和，樂天知命，在天地人和的境界，與自然合為一體，與他人和睦共處、過著幸福快樂的日子。

很可惜，社會文明與發展雖然帶給人類很多物質享受和生活方便，卻違背了自然規律。得到了文明和享樂，卻嚴重破壞了人類最寶貴的資源--自然環境，造成不堪設想的後果，其中包括：

- **氣候變遷**

  本來雨水、樹木和森林對自然環境有超強的淨化功能，但是土地開發和樹木過度砍伐使地球的氣候改變, 極端氣候越來越極端，雨水不勻和植物銳減大大降低了環境的自然淨化功能。

- **環境污染**

  現代化的生活產生大量污染，超過自然淨化能力所能承受，有害物質因而停留在空氣、土壤和水中，地球所有生物，包括人類、動物、植物和微生物因而受影響。

- **微生物失衡**

  環境破壞改變了微生物的正常平衡，一些微生物比其他微生物繁殖更快。當這些微生物從動物傳到人體，在新環境中不受制衡和排斥，便不斷複製繁殖。一旦免疫能力弱的人感染，病菌或病毒的侵襲超過免疫系統所能負荷，疾病便無法避免。禽流感就是一個典型的例子。

**宇宙萬物有其自然規律，人體也是一樣，就是日出而作，日入而息，飲食均衡，心平氣和，樂天知命，在天地人和的境界，與自然合為一，體，與他人和睦共處。**

- **傳染病迅速蔓延**

  人口密度增加使病菌或病毒更容易傳播，造成傳染病迅速蔓延。

- **過量自由基**
  環境污染使空氣和水充滿了污染物質，它們很多都是對人體不利的自由基。除了空氣和水的污染之外，食物中的農藥、防腐劑、加工食品的添加劑和其他化學物品在消化過程中會觸發一連串的化學作用而產生自由基。

  身體攝入太多自由基，不能及時中和，便積累於血管內，破損血管內皮、破壞免疫系統、降低自癒能力、最終導致各種慢性疾病，包括心臟病和癌症。

- **生活壓力**
  人們天天為生活忙碌，便忽略了均衡飲食、經常運動、充足睡眠、和睦共處和天人合一等健康的生活方式。在沉重的生活壓力之下，身體疲勞、心思焦慮、心靈虛空。為了彌補身、心、靈的疲乏和空虛，便很容易染上吸煙、酗酒、賭博、色情等壞習慣。

  當這些壞習慣定形以後便很難更改，長期健康透支使身體的免疫和自癒能力處於健康和疾病的邊緣狀態，稍一不慎便罹患疾病。這些都是違背自然規律的結果。

既然我們的居住環境如此不健康，現代社會的生活壓力又如此沉重，疾病遲早會發生，我們如何預備面對病痛？又如何幫助家人面對病痛？

# 面對病痛

## 一. 檢討是否違背了自然規律

既然疾病源於違背自然規律，患病時應檢討一下在日常生活中是否違背了自然規律：

- 飲食是否均衡？有沒有經常運動？睡眠和休息是否充足？
- 有沒有吸煙、酗酒等不健康習慣？
- 生活壓力有必要嗎？疏導壓力的方法是否正確？
- 有沒有樂觀的心態？良好的支持系統？
- 有沒有竭力追求靈命長進？清楚人生目的？

因此，患病可能是造物者給患者的提醒，叫他停下來，檢討一下日常生活、心思意念、人際關係、屬靈光景，人生目標等。如有不足之處，便應該從速改正，使身體的自然規律恢復常態，健康不再透支，免疫和自癒力修復。

## 二. 從速就醫

疾病有輕微的、有嚴重的。輕微者不藥而癒，嚴重者可置人於死地，有時一些很輕微的症狀卻是嚴重病患的初期病徵。因此不要用自己的生命作賭注，如病情惡化或病徵持續兩週仍無起色，便應從速就醫。醫生的神聖任務是以他的學識和經驗，用最準確的方法去診斷，然後對症下藥或作其他治療，跟進患者直至痊癒，然後繼續幫助患者保持健康。

但醫生也有其困難和限制。在診斷方面，很多疾病初期病徵並不明顯，檢驗方法雖然不勝枚舉，但是沒有一個是絕對準確和沒有風險的，要作一個準確的診斷實非容易。

在治療方面，醫生所能做的也很有限。大多數藥物和手術，僅能停止病原侵害和蔓延，保持身體未受損部份的功能，讓受損部份有時間和空間自我痊癒。換句話說，身體的痊癒不是因為醫生、藥物或手術的緣故，乃是患者本身的自愈能力。例如，抗生素停止病菌繼續繁殖，但感染造成的損傷需要時間自癒。支架和搭橋手術恢復血液循環通暢，但心臟功能復原和手術傷口癒合，都需要時間，可見日常注意保養身體，以增強自癒能力是何等重要。

**既然疾病源於違背自然規律，患病時應立刻檢討，在日常生活中是否違背了自然規律。**

## 三. 瞭解患者的心路歷程

從診斷到治療，患者可能會有複雜的情緒和衝動的反應，這些不健康的反應往往會做成患者一些心理障礙，人際關係的破裂，甚至會影響患者的洞察力、判斷力和客觀思維作理智的決定。因此，瞭解患者的心路歷程會幫助減少這些衝動反應對患者心理和人際關係的損害。[1]

**否認階段：**

當醫生告訴患者罹患癌症或其他惡疾之時，患者會感到害怕、恐懼、焦慮、擔憂、心煩意亂和不知所措。這些負面情緒引起潛意式的衝動反應：「不可能是我」。此時最重要的不是争論檢驗結果的準確性，乃是疏導情緒（或幫助患者疏導情緒）。盡量傾訴內心恐懼和擔憂，從潛意式的衝動反應釋放出來，讓意識掌控，作一個理智的回應。有時後患者會情不自禁，悲從中來、號啕大哭。這是好現象，因為這表示他已不再否定現實，而願意面對病痛。

**憤怒階段：**

有時患者覺得受挫和不公平，甚至有氣憤和惱怒的情緒。這些負面情緒會引起潛意式的衝動反應：「為甚麼是我」。在醫生面前他通常還會比較收斂，但回家後可能會脾氣暴躁，一些小事便大發雷霆。夜闌人靜時更可能會問無數個為甚麼，埋怨上帝沒有阻止疾病發生，甚至懷疑上帝的慈愛，因為在患者心目中，慈愛的上帝一定不會讓重病發生在他身上。此時最重要的不是辯證上帝的公義和慈愛，更不是壓制怒氣，乃是疏導情緒（或幫助患者疏導情緒）。盡量說出內心的憤怒和怨恨，從潛意式的衝動反應釋放出來，進入理智的回應，生氣而不會一時衝動的發脾氣，影響與家人的關係。[2]

**談判階段：**

在這階段，患者會提出一些診療計劃上的要求。因求癒心切，患者會緊張、焦急、紊亂、失控、無所適從。這些情緒引起另一種潛意式的衝動反應：「我定要爭取」。通常患者的要求是基於他本人對病情的理解，但很多時候患者的理解是根據朋友所說或互聯網下載資料，因此有時他的要求並非是他真正需要。例如不少患者會要求一些不合適的診斷方法、治療、用藥或手術，當醫生或保險公司沒有答應或批准時，患者便會感到被拒絕、不被尊重，甚至有被欺負、被歧視、被騙的感覺。因此患者可能會回到憤怒階段。此時最重要的不是爭辯要求是否合理，乃是診療決定的控制權：醫生應把患者情況坦誠相告、客觀分析，幫助患者作診療決定。當患者決定了最合宜的診療計劃後，便不再頑固強求，而會從容面對病痛。

**憂鬱階段：**

在診療過程中，患者有時要獨自留在醫院，任由擺佈地經過一連串的檢查，赤身露體地躺在照影儀器下或手術台上，完全失去自主和尊嚴，因此難免有孤單、寂寞、無助的感覺。假如診斷結果是無法可治之症，或在治療過程中病情毫無起色甚至惡化，加上疾病纏身所造成的疼痛、暈眩、嘔吐、呼吸困難等，患者更為傷感、消沉、沮喪、甚至覺得生命毫無希望和意義。此時患者臨到心路歷程的低潮，他的潛意式衝動反應會是：「我生不如死」。患者最需要的不是「不要放棄，你一定會好起來」的空談，乃是別人用行動表示的關愛，例如：

- 陪同患者看醫生、作檢驗、動手術、進行治療, 讓他不覺得孤單寂寞。
- 協助患者處理家務, 但鼓勵他繼續做他能做的事，減少他的無助感。
- 鼓勵患者繼續參與他體力能應付的活動，儘量讓他覺得一切正常。

- 聆聽患者的傾訴, 不懷疑、不判斷、不提供意見、不解決問題，單單認同和接納。[3]
- 患者意志消沉時與他同坐（不須勸導或開解）、憤怒時表示了解、有困難時與他分擔、需要空間時讓他靜養。
- 幫助患者尋找意義和希望，離開這沮喪絕望的低潮。

**接受階段：**

在這階段中患者的心態分兩種：悲觀和樂觀。前者的情緒是心灰意冷，潛意式衝動反應是「活着就是受苦」, 人生觀是怨天尤人，心態是「忍受每一天」。後者的情緒是心安理得，潛意式衝動反應是「活着就是恩典」，人生觀是樂天知命，心態是「享受每一天」。同樣的病患，卻產生兩種完全相反的情緒、反應、人生觀和心態。為什麼面對苦難時有些患者會一蹶不振，有些卻能化痛苦為力量、化失望為希望呢？最大關鍵是在於能否超越苦痛，尋著意義和希望。

## 四. 尋著生命的意義

除了健康之外，個人選擇是人生有意義的基本條件。我們每天作不同選擇，使生活安定、工作順利、家庭和諧，過着幸福快樂的日子。有些人有更崇高的理想，就是貢獻社會，造福人群，使下一代有更光明的前途。無論如何，充實生活帶來安全感、歸屬感、使命感和成就感，便覺得生命有意義。但突如其來的惡疾，却使人措手不及。每日在醫院和診所之間疲於奔命、正常生活必需暫時停頓，選擇權被疾病奪走，安全感被惶恐不安取代，明天將會如何不能預料。因此生活出現了空缺，生命失去了意義。

此時最重要的是堅信：只要一息尚存，生命仍有意義。雖然不明白為甚麼會遭遇患難，務要相信上帝在每人生命中必有祂的美意。這信念能減輕恐懼，並激發患者在苦難中尋找意義。

**從自我尋著意義：**

疾病使患者停下來，有安靜時間思想人生、回顧過去、展望未來。希望自我反省能激發自我改進，使日後生活更健康、更充實、更有意義。

- **視疾病為自我反省的機會：**自然規律有否違背？價值觀是否錯誤？優先次序應否調整？讓自我反省以後更珍惜健康，人生目標更清楚，生命更有意義。
- **視疾病為重塑人格的機會：**從等待學習信賴和忍耐，從軟弱學習謙卑和順服，從無助學習依靠和交托。
- **視疾病為受裝備的機會：**因患病的經歷而更有同理心，日後更能體會其他患者的心境，幫助他人面對病痛。[4]

**從關係尋著意義：**

疾病顯出患者的支持系統，讓患者有機會接觸到平常少接觸的人。有良好的人際關係是恩典，使生命更有意義。

- **儘可能和家人、朋友在一起：**安排時間與家人和朋友相聚，回憶過去快樂的時光，傾訴內心的感受，參與活動、享受親情關係。
- **歡迎他人前來探訪：**閒談工作、家庭和生活。指導、鼓勵、激發他們，以生命影響生命。
- **放開與原諒：**過去的創傷、苦毒和怨恨要全然放開，過去得罪人的地方要請求對方原諒，使關係得醫治。

**從大自然和藝術尋著意義：**

疾病使患者長時間留在室內，甚至在病榻上。如體力和環境允許，應安排到戶外重返大自然的懷抱。能够接觸大自然是福氣、使生命有意義。

另外，盡量優化室內的藝術氣氛，幫助患者聯繫內心深處的情感世界。享受藝術能提升人生樂趣和生命的意義。

- **感受大自然：**吸一口新鮮空氣，感受太陽的光與熱，赤腳踏在草坪上。
- **欣賞大自然：**從大自然的美景看見創造的奇妙，從崇山峻嶺、碧海藍天顯出人的渺小，從四季的變化反映歲月與人生。
- **享受文藝活動：**聽音樂、玩琴棋、賞書畫、朗誦詩詞、插花。

**只要一息尚存，生命仍有意義。雖然不明白為甚麼會遭遇患難，務要相信上帝在每人生命中必有祂的美意。這信念能減輕恐懼，並激發患者在苦難中尋找意義。**

**從心靈尋著意義：**

疾病使患者有空閒獨處的時間與心靈相接，讓生命更有意義。

- **藉著疾病靈命更新：**看一本沒有時間看的屬靈書籍，上互聯網聽牧師講道，與屬靈長者聯繫，藉著他人更加認識這位全人醫治者。藉著禱告與上帝有更密切的靈交，藉著讀經思想祂的話語，使靈命更新。
- **藉著疾病學習交托：**我們是上帝的兒女，祂愛我們、保護我們、像母親保護孩子一樣。[5] 苦難中不看自己、不看環境、不問為甚麼，單單轉向祂、懇求祂、相信祂的愛與能力足夠幫助我們面對任何困難，讓我們能站立得住。[6] 即使不明白為甚麼遭遇病痛，仍然回到祂的懷抱，完全順服、完全交托。[7]
- **藉著疾病經歷上帝：**人的盡頭就是上帝工作的開始，因為世上任何事物都不能叫我們與祂的愛隔絕。[8] 祂一定會化十架為恩典，化病痛為祝福。經歷祂的同在有平安，經歷祂的輕撫得安慰，經歷祂的應許增信心，經歷祂的扶持生力量，經歷祂的醫治會改變我們的價值觀和人生觀，讓病痛的經歷成為美好的見證。

## 五. 尋著生命的希望

當患者疾病纏身、痛不欲生時，很難看到前面的一道曙光。但無論如何，總不可忘記那創造天地萬物的主和祂永不改變的應許：

- 祂的心意是賜平安和指望，[9]
- 祂的恩典夠用，[10]
- 幫助從祂而來，[11]
- 靠祂的凡事都能，[12]
- 愛祂的萬事都互相效力，[13]
- 等候祂的必從新得力，[14]
- 祂醫治一切疾病，[15]
- 祂使你痊癒。[16]

抓住祂的應許便有希望，有了希望便生信心，有了信心便增力量，深信祂的應許永不落空，因為祂是無所不能的上帝、信實的神、戰勝死亡的主。相信醫治就在眼前的時候，任何痛苦都能忍受得住。與其每日愁眉苦臉、唉聲嘆氣、活在疾病的陰影之下，不如天天靠著上帝的恩典，只要一息尚存，繼續為主而活, 讓生命活得豐富而有意義。

**與其每天活在疾病的陰影之下，不如天天靠著上帝的恩典，只要一息尚存，繼續為主而活，讓生命活得豐富而有意義。**

我主內的姐姐妙蓮就是這樣。她患了未期肝癌，躺在病榻上，但仍然關心她學生們的靈魂。每次學生來訪，她都把握機會向他們傳福音，學生們都被她的愛所感動。後來她終於回天家了。我相信，當她見主面的時候，主會說：「妳這又良善又忠心的僕人，可以進來享受妳主人的快樂。」[17]

# 死亡與上帝的應許是否矛盾？

經常有人問：既然上帝應許我們祂會醫治我們一切疾病，為何還會有死亡？死亡與上帝的應許是否互相矛盾？

## 一．醫治不僅限於身體的醫治

以賽亞先知在耶穌還未降生前七百年已預言耶穌受難，說：「因祂受的鞭傷，我們得醫治。」[18] 顯然這裡所說的不是身體的醫治。另外，耶穌醫治一名癱子時說：「小子，放心吧，你的罪赦了。」又說：「起來，拿你的褥子回家去罷。」[19] 「放心吧」是心思的醫治，「你的罪赦了」是心靈的醫治，「起來」是身體的醫治；而且心思和心靈醫治在先，身體醫治在後。可見醫治是多元化的，除了身體之外，還包括心思和心靈，甚至其他方面的醫治。

## 二．上帝的心意是全人的醫治

"醫治" 在希伯來原文有 "使之完整無缺" 的含義。若要 "完整無缺"，必須是全人的醫治。故此醫生所提供的是身體或心理上的"治療"，而不是"醫治"，因為沒有心靈的醫治。唯有上帝是全人醫治者，祂醫治我們的身體，更醫治我們的心思意念和心靈深處、我們的人際關係以及與祂的關係。如果經歷病患使我們珍惜健康、清楚人生目標、人際關係修復、靈命更新，這些不都是醫治嗎？

## 三. 死亡並非生命的終結

常言道：「人是萬物之靈。」不錯，人類和其他動物不同，我們是「有靈的活人。」[20] 除了身體，還有靈魂。有好幾次一些深度昏迷的患者甦醒後，告訴我他們昏迷時所看見和聽到的，甚至何時、某人來探病，帶了甚麼花他們都知道，雖然那些人和花在他們醒來時不在病房裏。可見除了身體，我們還有靈魂。

當我們成為基督徒後，我們便是上帝的兒女。雖然我們還是同樣的身體，我們的靈體已進入永恆，聖靈會住在我們內心深處，引導我們走當行的路。直到我們走完這人生的路程，我們的身體會朽壞，但我們的靈魂仍然活著。身體歸回塵土，靈魂歸回天家。[21]

人生的旅程就像乘坐火車，一站站的走。旅途上有不同的人共步一程，有不同的際遇，有歡喜快樂的時光，也有傷心流淚的日子，直到終站。但這並不表示生命終結，信主的人會再踏上穿梭巴士離開車站，直抵天堂，與主和信主的人同在，享受永恆的歡樂。

## 四. 最終的治癒

生老病死是人生必經之路。歲月催人，終有一天我們的身體機能會衰退、免疫和自癒能力再也不能應付病原的侵襲，疾病和死亡是不可避免的。當基督徒患者受盡疾病的折磨，覺得繼續堅持下去是毫無意義之時，都渴望要“回家”。

再回到姐姐妙蓮，她躺在病榻上，從她面容可以看到她的痛苦和掙扎，但當她呼出最後一口氣的一剎那，她的容貌完全改變了，是說不出的甜蜜、漂亮、安詳和平靜；彷彿是她看見了天堂，無限欣喜在她臉上表露無遺。我們站在她的床邊，親眼看見她回天家的歡樂，無不驚嘆和羨慕。在追思禮拜時，我們依依不捨，懷念她，感激她在我們生命中的關愛，但我們沒有傷心難過，更沒有悲痛欲絕，反而有發自內心的安慰，因為這只是暫時離別，將來我們會在天堂再見面。

是的，這世界非我家。聖經教導我們不要專注眼前短暫的事物，要為永恆作好準備，盡量為主而活、多結果子。[22] 短暫的人生，除非有永恆價值，一切都是勞苦愁煩，轉眼成空。有一天，當我們病入膏肓，不能再為主而活的時候，主也會用疾病或其他方法召我們回家。那裡有永恆的安息、主的同在、好得無比的歡樂。不再有悲哀、痛苦和死亡。一切疾病都成過去，上帝會擦乾我們的眼淚，我們得到最終的治癒，實現了上帝全人醫治的應許。[23]

# 小結

本章討論了以下重點：

1. 免疫系統和自癒能力隨著年齡而增長、成熟、減弱和萎縮，需要保養和維護才能延緩免疫和自癒能力老化。

2. 疾病源於違背自然規律。除了環境和食物污染之外,生活壓力使身體疲勞、心思焦慮、心靈虛空。長期健康透支使身體的免疫和自癒能力處於健康和疾病的邊緣狀態，稍一不慎便罹患疾病。
3. 患病是造物者給患者的提醒，叫患者停下來，檢討一下日常生活、心思意念、人際關係、屬靈光景，人生目標等。如有不足之處，便應改正。使健康不再透支，免疫和自癒力得以修復，身體的自然規律能够恢復常態。
4. 從診斷到治療，患者可能會有複雜的情緒和衝動的反應。瞭解患者的心路歷程能幫助患者面對病痛。
5. 病痛中如能尋回生命的意義，並抓住上帝的應許，必能化痛苦為力量，化失望為希望。
6. 死亡與上帝的應許沒有矛盾，因為醫治不僅限於身體的醫治，上帝的心意是全人的醫治。
7. 最終的治癒是回天家，那裡不再有悲哀、痛苦、死亡。上帝會擦乾我們的眼淚，一切疾病都成過去，實現了上帝全人醫治的應許。

# 註釋

1. Kubler-Ross, E. *On Death and Dying: What the Dying Have to Teach Doctors, Nurses, Clergy and Their Own Families.* New York: Scribner, 2014
2. 以弗所書 4 章 26 節和合本：“生氣卻不要犯罪。不可含怒到日落。”
3. 聆聽技巧請參考本書第六章：建立良好的支持系統。

4. 哥林多後書 1 章 4 節和合本:“我們在一切患難中，他就安慰我們，叫我們能用　神所賜的安慰，去安慰那遭各樣患難的人。”
5. 以賽亞書 66 章 13 節和合本:“母親怎樣安慰兒子，我就照樣安慰你們。”
6. 多林多前書 10 章 13 節和合本:“你們所遇見的試探，無非是人所能受的。上帝是信實的，必不叫你們受試探過於所能受的。在受試探的時候，總要給你們開一條出路，叫你們能忍受得住。”
7. 哥林多後書 1 章 9-10 節和合本:“自己心裡也斷定是必死的，叫我們不靠自己，只靠叫死人復活的上帝。他曾救我們脫離那極大的死亡，現在仍要救我們,並且我們指望他將來還要救我們。”
8. 羅馬書 8 章 38-39 節和合本:“因為我深信無論是死、是生、是天使、是掌權的、是有能的、是現在的事、是將來的事、是高處的、是低處的、是別的受造之物都不能叫我們與上帝的愛隔絕。這愛是在我們的主基督耶穌裡的。”
9. 耶利米書 29 章 11 節和合本:“耶和華說，我知道我向你們所懷的意念，是賜平安的意念，不是降災禍的意念，要叫你們末後有指望。”
10. 哥林多後書 12 章 9 節和合本:“他對我說，我的恩典夠你用的。因為我的能力，是在人的軟弱上顯得完全。所以我更喜歡誇自己的軟弱，好叫基督的能力覆庇我。”
11. 詩篇 121 篇 1-2 節和合本:“我要向山舉目，我的幫助從何而來? 我的幫助從造天地的耶和華而來。”
12. 腓立比書 4 章 13 節和合本：“我靠著那加給我力量的，凡事都能作。”
13. 羅馬書 8 章 28 節和合本:“我們曉得萬事都互相效力，叫愛上帝的人得益處，就是按他旨意被召的人。”

14. 以賽亞書 40 章 31 節和合本：“但那等候耶和華的必從新得力，他們必如鷹展翅上騰，他們奔跑卻不困倦，行走卻不疲乏。”
15. 詩篇 103 篇 3 節和合本：“他赦免你的一切罪孽，醫治你的一切疾病。”
16. 耶利米書 30 章 17 節和合本：“耶和華說，我必使你痊癒，醫好你的傷痕。”
17. 馬太福音 25 章 21 節和合本：“主人說，好，你這又良善又忠心的僕人。你在不多的事上有忠心，我要把許多事派你管理。可以進來享受你主人的快樂。”
18. 以賽亞書 53 章 5 節和合本：“那知他為我們的過犯受害，為我們的罪孽壓傷。因他受的刑罰我們得平安，因他受的鞭傷我們得醫治。”
19. 馬太福音 9 章 2，6 節和合本：“耶穌見他們的信心，就對癱子說，小子，放心罷，你的罪赦了………起來，拿你的褥子回家去罷。”
20. 創世記 2 章 7 節和合本：“耶和華上帝用地上的塵土造人，將生氣吹在他鼻孔裡，他就成了有靈的活人，名叫亞當。”
21. 傳道書 12 章 7 節和合本：“塵土仍歸於地，靈仍歸於賜靈的上帝。”
22. 哥林多後書 4 章 16-18 節和合本：“所以我們不喪膽。外體雖然毀壞，內心卻一天新似一天。我們這至暫至輕的苦楚，要為我們成就極重無比永遠的榮耀。原來我們不是顧念所見的，乃是顧念所不見的。因為所見的是暫時的，所不見的是永遠的。”
23. 啓示錄 21 章 4 節和合本：“上帝要擦去他們一切的眼淚。不再有死亡，也不再有悲哀、哭號、疼痛，因為以前的事都過去了。”

# 第八章

# 結語

# 第八章　結語

從心臟奇妙的構造和功能可意識到創造的奇妙，正如聖經所說:「人所能知道的，原顯明在人的心裏。上帝的永能和神性，藉着所造之物就可以曉得，叫人無可推諉。」[1] 造物者創造了我們，還留給我們一本最好的說明書—聖經，裡面的內容包括豐盛生命的藍圖、為人處事的準則、和保健養生的秘訣。其中一句經文闡明了養心之道的精華：「你要保守你的心，勝過保守一切。」[2] 此話提醒我們：心臟是生命之泉，若要強身健體、延年益壽，必須注意心臟的保養、心思的平衡、和心靈的寄託，三方面都不可忽略。

常言道：「健康就是財富」，其實健康的價值不能用財富來衡量，因為當你失去了健康，金錢就只能買來治療，不保證能挽回健康，世上所有的財富加起來都不保證能够挽回它。

## 保守你心

「健康就是福」，任何一個失去健康的人都會告訴你：健康是一件非常珍貴的禮物。這禮物白白的得來，但要好好地保管和維護才不會失去。很可惜，許多人都沒有珍惜，把健康耗盡，等到失去健康時，後悔已經太遲了。因此在還未失去健康之前，好好地保住它不是更好嗎？

**若要強身健體、延年益壽，必須注意心臟的保養、心思的平衡、和心靈的寄託，三方面都不可忽略。**

上帝的心意是要我們健康，好讓我們有豐盛的生命、親近祂、與祂同行、為祂而活、完成祂在我們身上的計劃。祂知道我們會生病，所以祂預先答應一定會醫治我們，不僅是身體的醫治，而且是全人的，身、心、靈的醫治。祂的應許證明祂對我們的愛和祂的心意，要我們有健康的身體、純潔的心思、和敬虔的心靈，成為一個合祂心意的人。

朋友們，

生命有限，時光不留；明天如何，不能測透。當肉體的生命完結，你的靈魂會往那裡去？

另有一份禮物，是天堂的福份，不知你得到了沒有？這福份在二千多年前主耶穌已經替你買贖回來，今天等着你去領取。如果你還未得到，我懇切地請你接受。邀請祂進入你的生命中，成為你最好的朋友。你只需誠懇地作以下的禱告：

> 天父上帝，我相信祢是獨一的真神。我相信主耶穌為我的罪而死，三日後復活，坐在天父的右邊，為我代求。我知道從前我不認識祢，人生方向走錯了，我是個罪人。求祢赦免我的罪，改變我，幫助我明白真理，讓祢成為我最好的朋友。奉主耶穌基督的名祈求，阿們！

如你作了以上禱告，恭喜你！你作了一生中最重要的決定。請你與認識的基督徒朋友或教會聯繫，如不認識任何基督徒或教會，可以通過本書出版社聯絡本人，我會盡可能介紹你認識一些朋友，幫助你認識真理，靈命成長。

# 註釋

1. 羅馬書 1 章 19-20 節和合本：“上帝的事情，人所能知道的，原顯明在人心裡，因為上帝已經給他們顯明。自從造天地以來，上帝的永能和神性是明明可知的，雖是眼不能見，但藉著所造之物，就可以曉得，叫人無可推諉。”
2. 箴言 4 章 23 節和合本：“你要保守你心，勝過保守一切，因為一生的果效，是由心發出。”

# 附錄：有關醫治的經文（節錄和合本）

**出埃及記** 15:26
你若留意聽耶和華你上帝的話，行我眼中看為正的事，
留心聽我的誡命，守我一切的律例，我就不將所加與
埃及人的疾病加在你身上，因為我耶和華是醫治你的。

**出埃及記** 23:25
你們要事奉耶和華你們的上帝，他必賜福與你的糧，
與你的水，也必從你們中間除去疾病。

**申命記** 32:39
你們如今要知道，我，惟有我是上帝，在我以外並無
別神。我使人死，我使人活，我損傷，我也醫治，並
無人能從我手中救出來。

**歷代志下** 7:14
這稱為我名下的子民,若是自卑、禱告、尋求我的面、
轉離他們的惡行，我必從天上垂聽，赦免他們的罪，
醫治他們的地。

**詩篇** 30:2
耶和華我的上帝阿，我曾呼求你，你醫治了我。

**詩篇** 41:3-4
他病重在榻，耶和華必扶持他。他在病中必給他鋪床。
我曾說，耶和華阿，求你憐恤我、醫治我，因為我得
罪了你。

保守你心

**詩篇** 46:1-3
上帝是我們的避難所，是我們的力量，是我們在患難中隨時的幫助。所以地雖改變，山雖搖動到海心，其中的水雖匉訇翻騰、山雖因海漲而戰抖、我們也不害怕。

**詩篇** 103:2-3
我的心哪, 你要稱頌耶和華, 不可忘記他的一切恩惠。他赦免你的一切罪孽，醫治你的一切疾病。

**詩篇** 107:20
他發命醫治他們，救他們脫離死亡。

**詩篇** 147:3
他醫好傷心的人，裹好他們的傷處。

**箴言** 3:7-8
不要自以為有智慧。要敬畏耶和華，遠離惡事，這便醫治你的肚臍，滋潤你的百骨。

**箴言** 4:20-22
我兒，要留心聽我的言詞，側耳聽我的話語，都不可離你的眼目，要存記在你心中。因為得著他的，就得了生命，又得了醫全體的良藥。

**箴言** 16:24
良言如同蜂房，使心覺甘甜，使骨得醫治。

**箴言** 17:22
喜樂的心，乃是良藥。憂傷的靈，使骨枯乾。

**以賽亞書** 40: 31
但那等候耶和華的必從新得力，他們必如鷹展翅上騰，他們奔跑卻不困倦，行走卻不疲乏。

**以賽亞書** 53:5
那知他為我們的過犯受害，為我們的罪孽壓傷。因他受的刑罰我們得平安，因他受的鞭傷我們得醫治。

**以賽亞書** 58:8
這樣，你的光就必發現如早晨的光。你所得的醫治，要速速發明。你的公義，必在你前面行。耶和華的榮光，必作你的後盾。

**以賽亞書** 61:1
主耶和華的靈在我身上。因為耶和華用膏膏我，叫我傳好信息給謙卑的人，〔或作傳福音給貧窮的人〕差遣我醫好傷心的人。

**耶利米書** 3:22
你們這背道的兒女，回來罷。我要醫治你們背道的病。

**耶利米書** 17:14
耶和華求你醫治我，我便痊愈。拯救我，我便得救。

**耶利米書** 30:17
耶和華說，我必使你痊愈，醫好你的傷痕。

**耶利米書** 33:6
看哪，我要使這城得以痊愈安舒，使城中的人得醫治，又將豐盛的平安和誠實顯明與他們。

保守你心

**何西阿書** 6:1
來罷，我們歸向耶和華。他撕裂我們，也必醫治。他打傷我們，也必纏裹。

**何西阿書** 14:4
我必醫治他們背道的病，甘心愛他們，因為我的怒氣向他們轉消。

**瑪拉基書** 4:2
但向你們敬畏我名的人，必有公義的日頭出現，其光線有醫治之能。

**哥林多後書** 12:9
我的恩典彀你用的。因為我的能力，是在人的軟弱上顯得完全。

**雅各書** 5:16
所以你們要彼此認罪, 互相代求，使你們可以得醫治。義人祈禱所發的力量，是大有功效的。

**彼得前書** 2: 24
他被掛在木頭上親身擔當了我們的罪，使我們既然在罪上死，就得以在義上活。因他受的鞭傷，你們便得了醫治。

**啟示錄** 21:4
上帝要擦去他們一切的眼淚。不再有死亡，也不再有悲哀、哭號、疼痛，因為以前的事都過去了。

## 耶穌和使徒醫治疾病的記載：

| 病症 | 馬太福音 | 馬可福音 | 路加福音 | 約翰福音 | 使徒行傳 |
|---|---|---|---|---|---|
| 痲瘋 | 8:1-4 | 1:40-45 | 5:12-16<br>17:11-19 | | |
| 發熱 | 8:14-15 | 1:29-31 | 4:38-39 | | |
| 癱瘓 | 9:1-8 | 2:1-12 | 5:17-26 | | 3:1-10 |
| 血凝病 | 9:20-22 | 5:25-34 | 8:43-48 | | |
| 失明 | 9:27-31<br>20:29-34 | 8:22-26<br>10:46-52 | 18:35-43 | 9:1-41 | |
| 聾啞 | 9:32-34 | 7:31-37 | | | |
| 癲癇 | 17:14-21 | 9:14-29 | 9:37-43 | | |
| 駝背 | | | 13:10-17 | | |
| 水腫 | | | 14：1-6 | | |
| 未指明病症 | 4:23<br>8:5-16<br>9:35<br>10:1,8<br>14:14<br>19:2 | 6:56 | 4:40<br>6:19<br>9:6,11 | 4:46-54<br>5:1-8 | 4:29-30<br>5:16<br>10:38<br>28:8 |
| 死裏復活 | 9:18-26 | 5:21-43 | 7:11-17<br>8:40-56 | 11:1-46 | 20:9-12 |

# 陳振威醫生其他著作

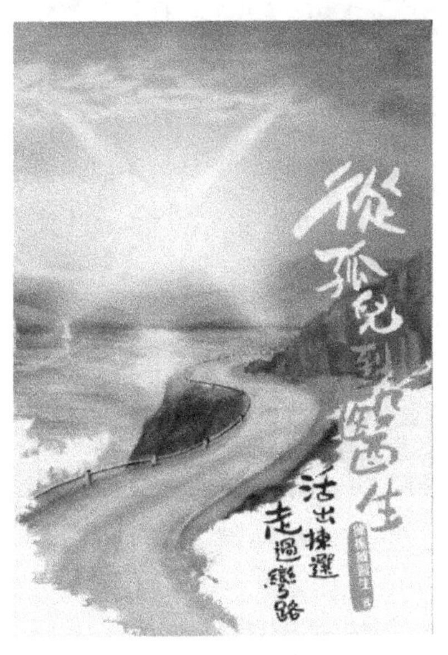


**從孤兒到醫生**
福音證主協會出版
訂閱請聯繫兒童新村基金會
childrensgardenfoundation@gmail.com

從振威的人生經歷中，我們可以看到許多令人感動和非常值得我們學習之處。例如小時在艱苦的環境中，別的孩子都有錢上學唸書，振威卻只能每天站在圍牆外面偷聽老師講課，沒有紙和筆，自己在泥沙上練習寫字。

這麼努力上進的孩子，人生卻再三受到殘酷打擊，父親和弟弟因家貧買不起醫藥而逝，母親被迫把振威騙進孤兒院以求生存，小小心靈飽嚐，淒涼，被遺棄的痛苦。但神奇異的恩典改變了他一生，他走上了學習愛，給予愛的道路。

振威有許多次「絕處逢生」的體驗。上帝給他極大的聰明才智，也給他無比向上，向善的毅力。他把人生的傷痛化為力量，有了權力絕不濫用權力，把他所蒙受的恩典與影響力，拿來造福那些有需要的人。

希望天下所有經歷患難的人，能够藉著這有血有淚的生命見證，感受到主愛的溫暖，安慰與激勵。

一九三一年微勞士牧師蒙召到中國。一九三七年至一九四五年抗戰期間，微牧師送妻子和四子女到澳洲，自己卻奮不顧身潛回內地，組織救援工作。

戰亂和飢荒造成無數孤兒，他以破廟為家，收容一群無依無靠的孤兒。孤兒人數日增，員工們擔心糧食不足，微牧師總是回答說：「多一些水在粥裡，多一雙筷子在桌上就夠了！」

**多一雙筷子**

**福音證主協會出版**

訂閱請聯繫兒童新村基金會

childrensgardenfoundation@gmail.com

後來華南淪陷，日軍直侵內地，微牧師冒生命危險，帶著七百名孤兒，披星戴月，登山涉水，逃避戰火。幾經艱辛，最後安抵後方，沒有失去一個孩子！

這些孤兒長大成人，有些是醫生和律師。有些默默耕耘，在社會中擔任有用的角色。他們都不約而同地稱呼這位改變孤兒生命的微牧師為「爸爸」。

這本書講述最傳奇和感人的微牧師故事。八年抗戰，困難重重，步步驚心。憑著他堅定不移的信心，微牧師能夠克服他人不能克服的困難，戰後他更幫助了全球數十萬名孤兒。他一生信心之旅見證了一個真理：小小芥菜種般的信心，能夠有移山倒海的力量。